TRAITÉ PRATIQUE

DE

L'ACCOUCHEMENT

PRÉMATURÉ ARTIFICIEL.

TRAITÉ PRATIQUE

DE

L'ACCOUCHEMENT

PRÉMATURÉ ARTIFICIEL

COMPRENANT

SON HISTOIRE, SES INDICATIONS

L'ÉPOQUE A LAQUELLE ON DOIT LE PRATIQUER

ET LE MEILLEUR MOYEN DE LE DÉTERMINER

PAR

LE DOCTEUR P. SILBERT (d'Aix).

Occidit quisquis servare potest nec servat.

OUVRAGE

Qui a remporté le premier prix (médaille d'or) au concours ouvert par la Société impériale de Médecine de Marseille.

PARIS

LIBRAIRIE DE VICTOR MASSON,

17, place de l'École de Médecine.

—

MDCCCLV

L'ACCOUCHEMENT PRÉMATURÉ

ARTIFICIEL.

La question de l'accouchement prématuré artificiel est complétement résolue aujourd'hui au point de vue scientifique, mais cette conquête obstétricale est loin encore d'avoir pris dans la pratique la place qu'elle mérite d'y occuper. Dominés par les doctrines de l'école de Baudelocque, et par l'horreur qu'inspirent à juste titre les mots d'*avortement* et de *couches prématurées*, les médecins français n'ont suivi que tardivement l'exemple que leur offraient leurs voisins, et même aujourd'hui, quand les hommes placés à la tête des grands hôpitaux et des écoles ont enfin adopté cette opération, les praticiens, déclinant trop souvent la responsabilité qu'il serait de leur devoir d'assumer, se retranchent dans leur conscience, derrière quelques cas exceptionnels où l'expectation semble avoir réussi, pour rejeter cette précieuse ressource.

Si l'on songe pourtant à toutes les mères et à tous

les enfants que la provocation de l'accouchement pourrait arracher à la mort, et qu'on voit périr fatalement au terme de la grossesse, soit par l'embryotomie, soit par l'opération césarienne, ne doit-on pas s'étonner de cet aveuglement déplorable en face d'une méthode qui tend, entre des mains prudentes, à bannir définitivement de la pratique obstétricale la première de ces opérations, et qui a restreint de beaucoup les indications de la seconde ?

En posant définitivement les limites où l'opération césarienne peut être rationnellement proposée, l'accouchement prématuré artificiel, considéré uniquement au point de vue du rétrécissement du bassin, est presque une question de circonstance, dans un moment où les sociétés savantes et les journaux retentissent encore des discussions qu'a soulevées l'*avortement provoqué;* mais ce n'est pas l'unique but que nous nous proposons ici, en dressant l'inventaire de la science sur ce point important. La question qui nous occupe est, depuis trente années, l'objet d'études et de travaux incessants; l'accouchement prématuré artificiel a été employé un très-grand nombre de fois, soit dans les hôpitaux, soit dans la pratique civile, et chaque jour, d'intéressantes observations viennent, non-seulement témoigner de l'excellence de cette méthode, mais encore agrandir le cercle de ses indications. En dehors de l'angustie pelvienne, un grand nombre de cas divers où la vie de la mère et du fœtus était gravement compromise ont déterminé les accoucheurs à recourir à cette opération, et leurs tentatives ont eu des résultats assez heureux pour que nous croyions, dès à présent, utile de recueillir et de mettre en ordre tous ces travaux épars dans les journaux et les mémoires. Stériles jusqu'ici pour la masse des praticiens, ils ne peuvent manquer, dès l'instant qu'ils seront groupés en faisceau, de frapper par leur ensemble l'esprit des hommes les plus circonspects, et de les amener à en tirer avec nous les conséquences pratiques que nous essayerons de formuler. Heureux si, par une exposition impartiale, nous parvenons à populariser davantage une pratique qui, par les beaux succès qu'elle a permis d'obtenir, tant au point de vue de la mère qu'au point de vue de l'enfant, mérite d'être considérée comme un véritable bienfait pour l'humanité.

Notre travail sera divisé en trois parties :

Dans la première, nous définirons l'accouchement prématuré artificiel, de manière à donner une idée aussi claire que possible de cette pratique et du but qu'elle permet d'atteindre ; ensuite, pour dégager la question de tous les embarras dont on a voulu l'envelopper, nous montrerons dans un aperçu historique rapide les progrès successifs de cette méthode, et nous combattrons les principales objections qui lui ont été faites par des accoucheurs distingués.

Dans la seconde partie, nous étudierons les indications et les contre-indications de l'accouchement prématuré artificiel, et nous indiquerons l'époque à laquelle on doit le pratiquer.

Dans la troisième partie, enfin, nous rechercherons le meilleur moyen de le déterminer, et nous résumerons, pour conclure, en quelques propositions, les principes qui doivent guider l'homme de l'art appelé à le pratiquer.

PREMIÈRE PARTIE.

CHAPITRE PREMIER.

DÉFINITION DE L'ACCOUCHEMENT PRÉMATURÉ ARTIFICIEL.

S'il est une question en médecine dont l'abus des mots ait retardé les progrès, c'est, sans contredit, celle dont nous nous occupons ici. Les adversaires les plus ardents de l'accouchement prématuré artificiel, M. Capuron, entre autres, en s'obstinant à lui donner le nom d'*avortement provoqué*, quoiqu'ils distinguassent parfaitement deux choses si différentes, ont plus retardé l'importation de cette salutaire pratique en France par cette fausse dénomination, que par toutes les objections qu'ils ont soulevées contre l'opération elle-même. En se servant du mot *avortement* comme d'un épouvantail, ils ont jeté dans les esprits une confusion déplorable à laquelle M. Velpeau, lui-même, convient de n'avoir pas échappé d'abord (*Traité d'accouchements*, t. II, p. 403), et ils ont fait encourir à une opération entreprise dans le but d'obtenir un fœtus vivant, sans compromettre la vie de la femme, quand ils courent risque de périr tous deux, si la grossesse se prolonge jusqu'au terme, des reproches qui ne pouvaient atteindre que l'avortement par lequel on se propose de détruire l'œuf pour conserver la mère. Depuis, par un abus contraire, on a donné à l'avortement provoqué le nom d'accouchement prématuré artificiel (*Gazette médic. de Paris*, 1852, *passim*), de telle façon qu'un grand nombre de praticiens confondent encore aujourd'hui deux opérations qu'on doit soigneusement distinguer l'une de l'autre. On voit donc combien il importe de fixer d'abord bien nettement le sens que nous attachons aux mots *accouchement prématuré artificiel.*

Pour nous, l'*accouchement prématuré artificiel* est une opération entreprise dans l'intérêt de la mère et de l'enfant, qui consiste à provoquer les contractions de l'utérus par des moyens qui se rapprochent le plus possible des procédés de la nature, et qui a pour but l'expulsion du produit de la conception à une époque plus ou moins éloignée du terme de la grossesse, mais à laquelle la viabilité du fœtus est assurée.

Comme on le voit, l'accouchement prématuré artificiel diffère essentiellement, par la condition de viabilité du fœtus, de l'*avortement provoqué*, que M. Lenoir proposa il y a quelques années, et dont M. Cazeaux se déclara le partisan dans son rapport à l'Académie impériale de médecine. (*Bulletin de l'Académie*, séance du 10 février 1852.) Quelques auteurs ont voulu, encore, le distinguer de l'*accouchement forcé*, nom sous lequel Barlow (*London medical Jour-*

nal, t. V) et d'autres accoucheurs l'ont d'abord préconisé ; mais le perfectionnement des moyens propres à provoquer l'accouchement tendant de plus en plus à enlever à l'*accouchement forcé* la violence de son mécanisme et les dangers de son exécution, nous aimons d'autant mieux les confondre sous le même titre, que, dans tous les cas, et ils sont nombreux, où il est urgent de procéder à l'*accouchement prématuré artificiel* avec promptitude, on ne fait pas autre chose qu'un *accouchement forcé*, où l'art, au lieu d'agir seul et avec effort, comme autrefois, sait mettre à profit les ressources et les procédés de la nature.

Ce sont les exemples nombreux d'accouchements prématurés spontanés, qui, en mettant fin à un état grave de la mère, ou en sauvant l'enfant voué à une mort certaine, s'il avait séjourné plus longtemps dans l'utérus, ont tracé aux accoucheurs la marche qu'ils devaient suivre, et leur ont appris à solliciter par une sage prévoyance, un travail avant terme, dans les cas où la nature abandonnée à elle-même paraissait impuissante. Depuis longtemps conseillé et pratiqué dans la métrorrhagie, où la déplétion de l'utérus a tant de fois coupé court aux accidents, l'accouchement prématuré artificiel était loin encore, il y a vingt-trois ans à peine, d'être admis dans les autres états de maladie grave de la mère compromettant à la fois son existence et celle du fœtus. Ce n'est pas, cependant, que la nature n'eût souvent indiqué par un travail spontané, ce qu'une pareille pratique pouvait avoir d'avantageux dans ces cas-là, mais les préventions fermaient les yeux aux meilleurs esprits. Nous n'en saurions trouver une meilleure preuve que le fait classique de M. Costa. Ce médecin lut à l'Académie de médecine, le 9 janvier 1827, un mémoire relatif à un cas d'accouchement prématuré chez une femme atteinte d'un anévrysme du cœur. Cette dernière maladie était antérieure à la grossesse ; mais celle-ci l'avait beaucoup aggravée. La femme, arrivée au septième mois de la grossesse, paraissait à tout instant sur le point de suffoquer ; la position horizontale était tout à fait impossible ; tout semblait annoncer que la mort surviendrait avant le terme de la grossesse. Heureusement, l'accouchement se fit prématurément à sept mois et demi, et la mère et l'enfant furent sauvés. Est-il aujourd'hui, un praticien qui osât conclure de ce fait, comme l'Académie, que l'homme de l'art, en présence de pareils accidents, doit laisser la nature se suffire à elle-même ?

La même réprobation qui s'attachait aux tentatives de l'art dans les circonstances dont nous venons de parler frappait l'emploi de l'accouchement prématuré artificiel dans l'angustie pelvienne, et cependant, les observations heureuses d'accouchement prématuré spontané dans de pareils cas ne manquaient pas, non plus, dans la science. En voici une remarquable que Fodéré a publiée dans le Journal de la Société des sciences, arts et agriculture du Bas-Rhin, 1828.

« Madame R...., épouse d'un employé supérieur

à B..., petite ville du Bas-Rhin, était enceinte pour la neuvième fois. Les trois premières fois, elle n'avait pu être acouchée qu'au moyen de la perforation du crâne et des crochets. Se trouvant en Hollande, lorsqu'elle était enceinte pour la quatrième fois, elle fut fortement effrayée, au septième mois, par un incendie qui se déclara dans le voisinage de son habitation ; aussitôt, elle fut prise par les douleurs de l'enfantement ; l'accoucheur qui fut appelé, après avoir appris ce qui s'était passé les trois premières fois, saisit cette circonstance pour rompre les membranes et hâter l'accouchement. L'enfant, se présentait par les pieds ; il fut extrait vivant. En 1828, il avait atteint sa dix-huitième année. Cette dame devint enceinte une cinquième, sixième, septième et huitième fois : au lieu de suivre le conseil que lui avait donné l'accoucheur hollandais, de se faire accoucher entre sept et huit mois de grossesse, elle attendit, chaque fois, le terme naturel, et chaque fois, on fut obligé d'avoir recours à la perforation du crâne. Dans la neuvième couche, malgré la céphalotomie et l'emploi des crochets, madame R... mourut sans être délivrée ; l'ouverture du corps ne fut pas faite. »

Cette observation n'est-elle pas la démonstration la plus évidente et la plus concluante des avantages, de la nécessité, même, de cette opération, qui ne tend à rien moins qu'à épargner, le plus souvent, à une femme et à son enfant des manœuvres qui, devenant indispensables au neuvième mois, seront, dans la plupart des cas, mortelles pour l'un ou pour l'autre, et quelquefois pour tous les deux ; et si l'on songe que cette méthode trouve son application dans le plus grand nombre des cas qui nécessitent, plus tard, l'embryotomie, la symphyséotomie, et même l'opération césarienne, se trouvera-t-il encore un praticien consciencieux à qui il répugne d'adopter une pratique appelée à rendre de pareils services ?

Il serait oiseux, je le pense, d'établir un parallèle entre l'accouchement prématuré, entrepris dans l'intérêt de la mère et de l'enfant à la fois, et ces opérations où l'accoucheur se trouve dans la nécessité terrible, tantôt de sacrifier l'enfant au salut de la mère, et tantôt d'exposer très-gravement la vie de la mère pour préserver les jours de l'enfant. Que l'on recueille, du reste, les résultats les plus favorables de l'opération césarienne et de la symphyséotomie, pratique aujourd'hui abandonnée, et qu'on les compare à ceux que nous donnerons plus loin de l'accouchement prématuré artificiel, on verra quel avantage il y a en faveur de cette dernière opération, qui semble, suivant l'heureuse expression de M. le docteur Mély (*De l'accouchement prématuré artificiel dans les vices de conformation du bassin*, Archives médicales du Midi, 1836), destinée à jouer, par rapport à ces opérations sanglantes et meurtrières, le même rôle que la lithotritie par rapport à la taille.

Mais allons plus loin encore ; en face d'un procédé aussi innocent dans ses effets, aussi favorable dans ses résultats, comme nous essayerons de le prouver bientôt, doit-on recourir désormais à cette torture de la faim combinée avec la saignée, qu'on infligeait, il n'y a pas bien longtemps de cela, à la femme dont le bassin était rétréci, dans l'espoir chimérique de diminuer le volume de l'enfant ? Nous ne le pensons pas, car ce moyen, si dur dans son application, est encore plus incertain et plus dangereux dans ses résultats ; et il expose, au terme de la grossesse, aux opérations terribles que nous sommes sûr d'éviter par la provocation de l'accouchement.

Cependant, avons-nous besoin de le dire ? quelque partisan que nous soyons de l'accouchement prématuré artificiel, nous sommes de ceux qui pensent, avec M. Villeneuve, de Marseille (*Mémoire sur l'accouchement provoqué prématurément*, 1849), que cette pratique doit être employée avec une certaine réserve, et, comme lui, nous sommes loin de partager l'engouement de M. Kluge, *au zèle duquel l'autorité locale crut devoir opposer un frein qui l'empêchât de répéter si fréquemment cette opération préventive.* Pour nous, l'accouchement prématuré artificiel ne doit être pratiqué que quand l'indication en est formelle ; ajoutons que, sous peine de manquer au but de l'opération, la condition *sine qua non* de son emploi, c'est qu'elle ne puisse nuire ni à la mère ni à l'enfant. Enfin, pour nous résumer en un mot, nous voulons qu'il soit entre les mains des praticiens prudents la consécration de ce beau précepte de Levret :

L'excellence de l'art de l'accoucheur consiste à sauver deux individus à la fois.

Maintenant que nous avons bien fait comprendre ce que nous entendons par *accouchement prématuré artificiel*, voyons comment cette opération a pris, enfin, place dans la pratique.

CHAPITRE II.

Si l'on songe que l'accouchement prématuré artificiel n'est pas indiqué seulement dans les cas d'angustie pelvienne, il n'est pas difficile de reconnaître
le premier germe de cette méthode dans le conseil
donné en 1642 par Louise Bourgeois et Jacques Guillemeau, dans les cas de métrorrhagies, d'employer
l'accouchement forcé, opération qui consiste à dilater
le col de la matrice avec les doigts, à y introduire la
main tout entière, à rompre les membranes et à
extraire le fœtus en faisant la version.

C'est en partant de ces principes, que Puzos, en
1743, publia dans les *Mémoires de l'Académie de chirurgie*, tome Ier, *une méthode de procéder à l'accouchement, dans les cas de nécessité, par une voie plus
douce et plus sûre que celle qu'on avait coutume d'employer*, et fut le véritable inventeur de l'accouchement prématuré artificiel. En vain voudrait-on lui
contester cette priorité : son mémoire, plein de détails et de remarques judicieuses, ne laisse pour nous
aucun doute ; le moyen qu'il propose, *tenant un milieu
entre l'accouchement naturel et l'accouchement forcé,*

remplit mieux que tout autre l'indication d'accoucher nécessairement et d'accoucher promptement, et se rapproche beaucoup de ceux qu'on emploie aujourd'hui. Imitant avec soin les procédés de la nature dans la parturition, *il augmente la dilatation de l'orifice avec le travail des doigts, dans le même ordre et avec autant de douceur que la nature a coutume de s'y employer dans les cas ordinaires; cet écartement gradué, interrompu de temps en temps par des repos, fait naître des douleurs, il met la matrice en action, et l'un et l'autre font gonfler les membranes qui contiennent les eaux de l'enfant; l'attention pour lors doit être d'ouvrir les membranes le plus tôt qu'on peut, et c'est ainsi*, dit-il, *qu'on procède à l'accouchement par le travail de la nature aidé de l'art.*

Ces phrases, extraites textuellement du mémoire de Puzos, doivent-elles, comme l'ont soutenu quelques critiques, s'appliquer à l'*accouchement forcé*, quand l'auteur lui-même a soin de présenter sa méthode comme un milieu entre l'*accouchement forcé* et l'*accouchement naturel*? Nous ne le pensons pas. Les distinctions qu'on a voulu établir sont de pures disputes de mots, et elles nous ont assez peu convaincu, pour que, la méthode de Puzos étant aujourd'hui la seule suivie dans les cas pressants, nous n'ayons pas jugé utile de distinguer cet *accouchement forcé* de l'*accouchement prématuré artificiel.*

Ainsi, c'est un chirurgien français qui a le premier décrit le procédé que doit suivre l'accoucheur dans la provocation de l'accouchement; mais c'est aux Anglais que revient l'honneur d'avoir fait les premiers une féconde application de cette méthode.

En 1750, les plus célèbres médecins de Londres, réunis en consultation, résolurent par l'affirmative la question suivante : *Est-il permis de provoquer l'accouchement chez les femmes dont le bassin est vicié, quand la viabilité de l'enfant est positivement reconnue?* Et ce fut Macaulay, au rapport de Denman, qui suivit le premier ces principes et obtint un heureux résultat; il fut bientôt imité par Kelly, qui publia la description de son opération en 1755. (Th. Denman, *Introduction à la pratique des accouchements,* t. II.)

Les mêmes idées commençaient dès lors à occuper les esprits sur le continent. Weidmann, en Allemagne, conseillait, en 1770, l'accouchement forcé pour délivrer les femmes dont le bassin serait trop étroit, et Levacher de la Feutrie, d'après Roussel de Vauzesme (*ergo sectio symphyseos ossium pubis admittenda,* 1778), proposait, dans le même cas, pour éviter les dangers de la symphyséotomie, de provoquer l'accouchement au septième ou huitième mois.

L'année suivante, 1779, May, professeur à Heidelberg, publiait un mémoire pour recommander l'accouchement provoqué; mais c'est seulement en 1804 que, pour la première fois, Wenzel pratiqua cette opération en Allemagne. Son livre, où il a publié, en 1818, les succès de sa pratique, et une excellente monographie de Reisinger, professeur à Landsuth (1820), acquirent bientôt à cette méthode de zélés partisans au nombre desquels c'est justice de citer Ritgen, professeur à Geissen, qui traça en 1826 les indications et les contre-indications de cette pratique, Kluge, professeur à Berlin, qui publia la même année douze observations d'accouchement provoqué pour des cas d'étroitesse du bassin avec des résultats très-heureux ; Busche, d'Outrepont, Killian, Nægelé, etc., dont tout le monde connaît les remarquables travaux. L'accouchement prématuré artificiel n'eut d'antagoniste sérieux que le célèbre Boer, de Vienne. Froriep, Osiander, Siebold en devinrent bientôt les partisans, après en avoir été les adversaires.

Les travaux de ces hommes distingués et ceux des praticiens anglais qui, depuis Macaulay, ne cessèrent d'appuyer de leur exemple et de leurs écrits l'emploi de ce nouveau moyen, eurent une grande influence. John et James Barlow, Ramsbotham, Cambell, Burns, Marshall, Ingleby et Samuel Merriman, qui fit connaître les travaux de son oncle, n'avaient pas moins contribué que les accoucheurs allemands dont nous venons de parler, à élucider cette grande question ; aussi, l'Italie accueillit-elle avec empressement l'accouchement prématuré artificiel, et les praticiens qui le mirent en usage dans ce pays n'eurent qu'à se louer des avantages qu'ils en obtinrent. Les observations consignées dans les compte-rendus de la clinique de M. Lovati, professeur à Pavie, par M. Ferrario, en 1829, et, plus tard, par M. Cisinelli, en sontl a preuve. M. Bili, à Milan, n'obtint pas de moins beaux succès que son confrère de Pavie.

La Hollande, le Danemark, l'Amérique, suivirent de près cette impulsion, et comptèrent bientôt cette opération au nombre des plus précieuses découvertes de l'art obstétrical.

Triomphant, ainsi, sur presque tous les points du globe, l'accouchement prématuré artificiel, admis en France sans contestation, sous le nom d'*accouchement forcé*, dans les cas de métrorrhagie, fut loin d'y trouver, dans les autres cas, un accueil aussi favorable.

Nous avons déjà dit qu'il avait été proposé par Roussel de Vauzesme, dans l'*angustie pelvienne*, mais ce conseil tomba dans l'oubli; avant lui, du reste, au rapport de Sue, Antoine Petit avait, non-seulement conseillé, mais mis ce moyen en usage, et cet auteur ajoute, en même temps, qu'il se gardera bien de faire connaître les détails du procédé employé par Petit, *parce que*, dit-il, *avant tout il faudrait que les casuistes et les théologiens eussent décidé s'il était permis d'accélérer par l'art une fonction à laquelle la nature a assigné un terme fixe.* (Sue, *Essais hist., crit. et litt. sur les accouchements*, t. I.)

Peu après, Lauverjat (*Traité sur l'opération césarienne*) se montra partisan de l'accouchement prématuré artificiel, mais longtemps mal définie et mal connue, cette opération éprouva, de la part de Baudelocque et de ses successeurs, une opposition aveugle et passionnée. Ce célèbre accoucheur ne la mentionna (*Traité d'accouchements*) que pour la proscrire dans les cas d'angustie pelvienne, et l'arrêt qu'il prononça contre son emploi fut religieusement reproduit par les disciples de cet illustre maître, Gardien et Capuron. Ce dernier l'a déclarée *pleine de dangers, inadmissible en théorie et en pratique, ennemie de la raison et de l'art.* — Gardien la regarde comme *un crime.* Mmes Lachapelle et Boivin se font l'écho des mêmes préventions, et le neveu de Mme Lachapelle, Dugès, aussi explicite dans la condamnation de cette méthode, soutient que *l'opération n'a réussi pour la mère et pour l'enfant que dans le cas où elle était inutile.*

Fodéré seul, en France, défendit, dès 1813, dans son *Traité de médecine légale*, avec une grande force de logique, l'accouchement prématuré artificiel dans le cas d'étroitesse du bassin. Il revint sur cette question en 1820 dans l'article *Police médicale* du *Dictionnaire des sciences médicales*, et combattit de nouveau victorieusement les arguments des adversaires de cette pratique, en 1828, dans le mémoire auquel nous avons emprunté l'observation qu'on a lue dans notre premier chapitre. Mais son opinion comptait encore bien peu de partisans; aussi, quand, en 1827, prenant la question à un autre point de vue, M. Costa, à propos du fait que nous avons mis en regard de celui de Fodéré, demanda à l'Académie, si, toutes les fois que la grossesse est compliquée d'une maladie qui menace prochainement les jours de la mère et ceux de l'enfant, il n'y a pas lieu à provoquer l'*avortement*, lorsque d'autre part existent les signes qui annoncent que l'enfant est bien portant et *viable*, l'Académie répondit, dans sa séance du 15 février, par l'organe de ses commissaires, MM. Kergaradec, Désormeaux, Marc, Adelon et Orfila, *qu'elle trouvait d'abord quelque inconvenance à la demande de M. Costa;* elle établit ensuite *que, dans l'état actuel de la science, il n'existait aucun cas où il fût nécessaire de provoquer chez une femme grosse, l'avortement, ni le rétrécissement des détroits du bassin, ni le développement des convulsions, ni même l'implantation du placenta sur l'orifice de la matrice, etc., que d'ailleurs on ne pouvait savoir quand le fœtus était viable, et que les avortements provoqués étaient le plus souvent funestes et à la mère et à l'enfant, tandis que, au contraire, on voit souvent la nature se suffire à elle-même dans les cas en apparence les plus désespérés.*

Triste exemple de l'empire des préjugés sur l'esprit des hommes les plus éclairés, ce rapport, qui contenait autant d'erreurs que d'assertions, ramenait l'art obstétrical en France au point où il en était avant Louise Bourgeois et Guillemeau. Baudelocque, dont on subissait encore alors l'influence, avait pourtant écrit (*loc. cit.*) que c'était *un devoir de provoquer l'accouchement dans une hémorrhagie grave*, et Capuron, condamnant l'emploi de l'accouchement prématuré artificiel dans les cas de rétrécissement du bassin, disait : *Est-il permis de comparer l'avortement,* et l'on sait ce qu'on entendait à cette époque par ce mot, *est-il permis de comparer l'avortement provoqué pour arrêter des convulsions, une perte utérine résultant du décollement du placenta, à l'avortement tenté pour remédier à une difformité du bassin ?* — Ainsi, comme on le voit, en niant la convenance de la provocation de l'accouchement dans les cas de *convulsions* et d'*implantation du placenta sur l'orifice de la matrice*, l'Académie rétrogradait vers le passé, bien au delà de Baudelocque et de son école, et fermait les yeux à la lumière que répandaient de toutes parts les cliniques obstétricales de nos voisins, quand un professeur de la Faculté de Strasbourg, M. Stoltz, à portée de connaître les progrès que faisait, en Allemagne, la pratique de l'accouchement provoqué, fournit d'abord à M. Burckard tous les matériaux d'une thèse remarquable sur ce sujet, et pratiqua ensuite, le 27 septembre 1831, cette opération de la manière la plus heureuse. La même année, avant de connaître les travaux de son confrère de Strasbourg, M. Velpeau, dont l'activité féconde s'est exercée sur tant de points de la chirurgie, et toujours avec bonheur, pratiqua cette opération sur une madame Tarlet.

L'initiative de ces deux chirurgiens distingués porta immédiatement ses fruits. Cinq ans après, M. Villeneuve, de Marseille, provoquait avec succès l'accouchement chez une fille rachitique, le 24 août 1836 ; M. Dubois, qui, dès 1834, dans sa thèse de concours, s'était prononcé en faveur de cette méthode, suivit l'exemple de ces accoucheurs, et pratiqua pour la septième fois en France, en février 1840, sur la naine Leprati l'accouchement prématuré artificiel à l'hôpital des cliniques. En vain le savant professeur fut-il, malgré l'heureux résultat qu'il obtint, en butte aux attaques passionnées de M. Capuron, à l'Académie, M. Nichet, à Lyon, le suivit de près (18 août 1840), et la Belgique, toujours prête à nous imiter, voyait, en 1843, M. Vanhuevel pratiquer pour la première fois cette opération. Depuis lors cette précieuse ressource a été mise à profit plus souvent, et nous croyons qu'elle doit prendre de jour en jour une plus grande place dans la pratique ; on le comprendra sans peine, si l'on songe aux avantages qu'elle présente, et si l'on veut voir avec nous le peu de valeur des objections qu'on a soulevées contre elle.

CHAPITRE III.

OBJECTIONS ÉLEVÉES CONTRE L'EMPLOI DE L'ACCOUCHEMENT
PRÉMATURÉ ARTIFICIEL.

Si l'on étudie avec soin les objections qu'on a faites
contre la pratique de l'accouchement prématuré artificiel, on verra à quel point elles sont peu fon-
dées, et combien il est facile, par le raisonnement,
et par l'observation, qui est le fil conducteur des raisonnements en médecine, de les réduire à leur juste
valeur. Nous ne nous occuperons pas ici, bien entendu, de l'emploi de ce moyen dans les accidents
graves compromettant à la fois et immédiatement
l'existence de la mère et du fœtus, l'hémorrhagie, par
exemple ; la nécessité de la provocation de l'accouchement est admise par tous les auteurs en pareil cas, et
nous devons nous contenter sur ce point de l'autorité
de Baudelocque et de ses élèves. Occupons-nous donc
seulement des objections soulevées contre l'accouchement prématuré artificiel dans les autres circonstances.

Ces diverses objections peuvent se rapporter :

1° Aux difficultés des indications;

2° A l'incertitude de l'époque à laquelle il faut
pratiquer l'opération ;

3° Aux dangers de l'opération, aux résultats qu'on en obtient, aux suites qu'elle peut avoir;

4° Enfin, à l'immoralité qu'il peut y avoir à la pratiquer et aux abus qu'on pourrait en faire.

Nous allons successivement examiner chacune de ces objections.

§ Ier. — Difficultés des indications.

Cette objection s'applique aux cas où l'accouchement prématuré artificiel est employé pour remédier à l'angustie pelvienne. *Dans de pareilles circonstances*, dit Capuron, *il est impossible qu'un accoucheur puisse indiquer, même d'une manière approximative, que les dimensions du fœtus, par rapport à celles du détroit du bassin, sont telles qu'il pourra naître vivant, et continuer de vivre après la naissance, tandis qu'il périrait plus tard, si on ne déterminait pas l'avortement* (on sait ce que ce mot veut dire dans la bouche de Capuron). Ici cet accoucheur distingué nous semble vouloir trop prouver, car s'il est vrai qu'on ne peut pas indiquer ces rapports avec une précision mathématique, il est reconnu, cependant, qu'à moins de monstruosité du fœtus, telle conformation du bassin, qu'il est assez facile de constater, permettra le passage d'une tête d'enfant, à une époque déterminée de la vie intra-utérine ; aussi ces connaissances ont-elles permis, comme on le verra plus loin, d'établir des limites extrêmes dans lesquelles doivent s'enfermer les hommes de l'art pour provoquer l'accouche-

ment ; et on a pu sauver ainsi bien souvent des enfants qui auraient péri quelques semaines plus tard
en venant au monde. Sans doute une différence de
quelques millimètres peut se rencontrer, mais dans
ce cas encore, comme le crâne est plus membraneux,
composé d'os plus flexibles qu'à terme, on peut espérer qu'il se moulera avec plus de facilité sur la
figure des détroits, et le forceps pourra venir en aide
aux efforts naturels. Souvenons-nous d'ailleurs que si,
dans ce cas-là, l'opération pouvait être préjudiciable,
elle le serait à un enfant presque infailliblement con-
damné à périr plus tard.

Que si on objectait encore qu'il est délicat d'agir,
lorsqu'il n'est pas question d'un danger présent,
mais seulement d'un danger à venir, nous répon-
drions que le devoir du médecin est aussi de prévoir,
et que toutes les fois que le vice de conformation du
bassin sera tel que la mort est inévitable pour l'enfant et probable pour la mère , si l'on attend le
terme de l'accouchement, on n'a pas le droit de dire
avec Mahon (*Médecine légale,* t. I), *que la nature, ou
le principe de vie a dans l'homme des ressources dont
on n'a pas d'idée.* Que peut, hélas ! *le principe de
vie* contre les décisions du pelvimètre ?

§ II. — Incertitude de l'époque à laquelle il faut pratiquer
l'opération.

La plupart des femmes, nous en convenons, ne
peuvent fournir, au sujet de l'époque où la concep-

tion a eu lieu, que des données approximatives, et on comprend combien cette connaissance est importante au point de vue de la mère qui doit être délivrée avant que l'accroissement du fœtus soit un obstacle à l'accouchement, et au point de vue du fœtus qui est en général d'autant plus fort et d'autant plus viable que sa naissance se rapproche davantage du terme ; mais la science possède des données, sinon infaillibles, du moins assez certaines, pour fixer le plus souvent l'époque où l'opération doit être pratiquée. Les circonstances commémoratives et les modifications remarquables qui sont imprimées à l'utérus et au produit de la conception suffisent dans la plupart des cas. Cependant, comme l'a observé M. Dubois, le rétrécissement des diamètres du détroit supérieur du bassin rend en général plus difficile la détermination de l'époque de la grossesse. C'est une raison, toutes les fois qu'on aura affaire à une angustie pelvienne, de ne procéder à cette détermination qu'avec une extrême réserve, et de n'agir que lorsque un scrupuleux et minutieux examen ne laissera subsister dans l'esprit aucune grande incertitude. L'accouchement prématuré artificiel a, comme les autres opérations, des difficultés qui lui sont inhérentes, et dont il faut savoir prendre son parti dès qu'on est convaincu de son utilité réelle.

§ III. — Dangers de l'opération. — Ses résultats et ses suites.

Nous sommes loin de prétendre, avec quelques auteurs, que la provocation de l'accouchement ne présente ni inconvénients, ni difficultés, ni dangers, mais nous croyons que les adversaires de cette pratique les ont bien exagérés. La meilleure manière de le prouver, je le pense, est de donner un relevé des résultats obtenus dans divers pays par des hommes dignes de toute croyance, et placés en général à la tête de l'enseignement et des hôpitaux. Eh bien ! dans un relevé fait par M. Mély en 1846 (*loc. cit.*), sur un nombre total de 235 opérations, 157 enfants ont vécu, 78 ont succombé; sur 186 femmes, 175 ont guéri, 11 sont mortes, c'est-à-dire qu'on a perdu 1 enfant sur 3 et 1 femme sur 16 ou 17. Ces résultats se rapprochent de ceux qui ont été donnés par M. Stoltz, mais ils sont un peu plus favorables, puisque, d'après le professeur de Strasbourg, sur un relevé de 211 cas fait en 1838, la moitié des enfants seulement ont vécu et que 1 femme sur 15, à peu près, a succombé. Que penser, en constatant ces heureux résultats, *du peu de succès* obtenu que Baudelocque oppose aux partisans *de cette prétendue ressource*, de Capuron, soutenant *qu'il serait peut-être impossible de citer un seul fait authentique où l'avortement aurait été provoqué avec succès dans les cas de difformité du bassin*, de Dugès, enfin, qui déclare *cette méthode dangereuse pour la mère à cause du travail forcé, lent et difficile qu'elle amène, mortelle pour l'enfant même viable !*

Les chiffres que nous venons de donner sont plus éloquents que tous les raisonnements, et si l'on veut songer qu'il est à peu près sûr que pas un dixième de ces enfants n'aurait survécu, s'ils étaient venus à terme, et que les opérations qu'il eût fallu pratiquer pour obtenir ce triste résultat auraient assez exposé les mères pour en faire périr un grand nombre, on ne peut refuser de convenir que l'accouchement prématuré artificiel est une ressource qu'il serait inhumain de repousser.

Ce que ne pouvaient concevoir les accoucheurs distingués que nous venons de citer, qu'on peut déterminer, le plus souvent en quelques jours, sans compromettre la vie de la mère et de l'enfant, l'assouplissement du col, la dilatation de l'orifice utérin, les douleurs de l'enfantement, ces résultats sont obtenus aujourd'hui par les moyens les plus simples, et *en n'employant l'art que pour s'approcher de l'ordre naturel, puisque c'est le moyen qui réussit le mieux.* (Puzos, *loc. cit.*)

Aussi, hors quelques cas rares, est-il permis d'assimiler presque l'accouchement provoqué artificiellement à l'accouchement naturel. La matrice se révolte bien quelquefois, dit M. Stoltz, il peut s'écouler un temps assez long avant que les douleurs se suivent avec régularité et deviennent énergiques, mais en employant certains procédés, on peut attendre avec sécurité, on n'est pas forcé de brusquer les choses. (*Dict. des étud. méd.*) Reconnaissons pourtant, avec l'auteur que nous venons de citer, que, dans l'accouchement avant terme, le fœtus occupe souvent une mauvaise position qui peut devenir une cause d'insuccès. Moins la grossesse est avancée, en effet, et moins aussi le fœtus a une position fixe, c'est une circonstance défavorable, nous l'avouons, pour la méthode que nous préconisons, mais allons au fond des choses, à supposer qu'à terme l'enfant fût mieux placé, sa mère et lui courraient-ils moins de risques?

Quant aux suites immédiates de l'accouchement provoqué, on lui a reproché d'être suivi plus souvent d'hémorrhagie, d'épuisement, de rétention du placenta que l'accouchement ordinaire, mais il ne paraît pas que ces reproches soient fondés, car l'analyse des observations publiées, et elles sont en grand nombre, ne fournit pas une proportion plus marquée dans ces accidents.

Est-on plus fondé à dire, avec Capuron et Dugès, que les femmes qui ne succombent pas immédiatement aux suites de l'opération sont vouées plus tard à la mort par suite d'ulcères, de squirrhe et de cancer à la matrice? Les faits sont encore en opposition formelle avec ces prévisions, car bien des fois l'accouchement a été provoqué, à plusieurs reprises, chez la même femme, sans qu'elle en ait éprouvé des résultats fâcheux. Macaulay, James, Reicke ont pratiqué chacun cette opération dans trois grossesses successives,

Ramsbotham l'a pratiquée quatre fois chez la même femme, au huitième mois, et toujours avec succès.

Ajoutons, pour donner une preuve de plus en faveur de l'assimilation de l'accouchement prématuré artificiel et de l'accouchement spontané à terme, que la lactation s'établit presque toujours après l'opération d'une manière régulière, et poursuit normalement son cours.

§ IV. — Immoralité de l'opération et abus auxquels elle peut donner lieu.

Quelques auteurs se sont retranchés derrière l'horreur qu'inspire à juste titre la provocation à l'avortement, pour condamner sans appel l'accouchement prématuré artificiel. Baudelocque et Gardien l'ont considéré comme *un crime*, Capuron comme *un attentat envers les lois divines et humaines*. Singulier crime, singulier attentat en effet que celui dont le but est de conserver deux êtres à la fois. Aussi nous n'insistons sur ce point que pour soutenir, au contraire, que la morale et la religion font un devoir à l'accoucheur de cette pratique, dans les cas où elle est indiquée, et si nous ne savions pas les égards et le respect qu'on doit au talent qui ne s'égare, en définitive, que par excès de réserve et scrupule de conscience, nous renverrions aux détracteurs de l'accouchement prématuré artificiel le reproche d'immoralité qui leur a permis, pendant si longtemps, au préjudice de l'humanité, d'inspirer en France de la répulsion pour une méthode si précieuse. C'est en vain que l'article 317 de notre Code pénal confond l'accouchement prématuré artificiel et l'avortement, les tentatives criminelles et les ressources scientifiques, l'esprit de la loi domine la lettre, et les principes de l'art doivent rassurer les consciences timorées.

Si nous en venons maintenant aux *abus* affreux auxquels cette méthode peut donner lieu, d'après Dugès, l'objection ne nous paraît pas sérieuse. Cette opération n'a-t-elle pas en effet cela de commun avec tous les moyens médicaux énergiques? pourquoi ne retrancherait-on pas alors de la thérapeutique tous ces agents dangereux qui, maniés par des mains habiles et consciencieuses, donnent chaque jour de si beaux succès?

L'accouchement prématuré artificiel est, du reste, à nos yeux, une opération assez grave et entraînant avec elle une assez grande responsabilité pour que nous croyions, avec Merrimann, qu'un homme de l'art ne doit point se décider à la pratiquer avant qu'un ou deux de ses confrères, toutes les fois que la chose sera possible, aient vu la femme, et aient reconnu avec lui la nécessité et la convenance de l'opération.

C'est de cette nécessité et de cette convenance que nous allons nous occuper maintenant, en passant en revue les diverses circonstances où il convient de pratiquer l'accouchement prématuré artificiel.

DEUXIÈME PARTIE.

CHAPITRE PREMIER.

INDICATIONS DE L'ACCOUCHEMENT PRÉMATURÉ ARTIFICIEL.

L'accouchement prématuré artificiel est étudié depuis trop peu de temps encore pour qu'il soit facile d'en tracer toutes les indications d'une manière un peu précise ; à côté d'états pathologiques où son emploi est admis sans discussion par tous les auteurs qui se sont occupés de cette méthode, il en est d'autres où son application laisse des doutes, aussi serons-nous obligé quelquefois de nous borner à dire ce qui a été fait, dans certains cas, en attendant que la pratique ait prononcé d'une manière souveraine.

Les indications de l'accouchement prématuré artificiel peuvent se rapporter :

1° A l'état de la mère ;

2° A l'état du fœtus.

Nous allons développer les unes et les autres.

Ire SECTION. — Indications fournies par l'état de la mère.

ART. Ier. — Angustie pelvienne.

L'indication la plus fréquente et la mieux établie de l'accouchement prématuré artificiel, est le cas d'angustie pelvienne, qu'elle soit due à un rétrécissement congénial du bassin dans sa totalité ou dans une de ses parties, à une viciation par rachitisme, à une déformation produite par l'ostéomalacie, ou enfin à des tumeurs des parties molles ou dures, développées dans les passages et qui ne sont pas susceptibles d'être déplacées, ponctionnées, excisées ou extirpées.

La tête du fœtus étant, à partir du septième mois, époque de la viabilité, d'autant plus petite, plus molle et plus compressible que la grossesse est moins près du terme, on comprend tous les avantages d'une opération qui permet d'éviter, en provoquant la sortie du fœtus, toutes les chances d'un accouchement qui devient plus dangereux, chaque jour, pour la mère et pour l'enfant, à partir du moment où les dimensions de la tête commencent à atteindre celle des diamètres du bassin. Tous les efforts des accoucheurs ont dû tendre, en conséquence, à déterminer les degrés d'étroitesse du bassin dans lesquels il fallait se renfermer pour provoquer avantageusement l'accouchement avant terme.

La mensuration faite à diverses reprises, avec un

soin minutieux, d'un grand nombre de têtes de fœtus, âgés de sept à huit mois, a permis de fixer à ce sujet des règles qui ne sont point absolues, sans doute, parce qu'elles sont susceptibles de variations nombreuses en plus ou en moins, suivant les sujets, mais qui établissent pourtant, d'une manière assez certaine, les bornes dans lesquelles doit s'enfermer l'homme de l'art dans la pratique de l'accouchement prématuré artificiel. Ainsi, il est aujourd'hui reconnu que le diamètre bipariétal de la tête de l'enfant, qu'il importe surtout de connaître, a, terme moyen :

De la 32ᵉ à la 33ᵉ semaine, 7 centimètres (2 pouces 6 lignes).
  — 34ᵉ — 35ᵉ — 8 — (2 — 11 —).
  — 36ᵉ — 37ᵉ — 8 1/2 — (3 — 1 —).

et, comme c'est à la trente et unième semaine seulement que la viabilité du fœtus est assurée, on doit en conclure que la provocation de l'accouchement n'est logique et praticable que dans les cas où le diamètre antéro-postérieur du bassin, auquel correspond le diamètre bipariétal, a au moins 7 centimètres et n'a pas plus de 8 centimètres et demi. En effet, au-dessus de 8 centimètres et demi, l'opération serait inutile, puisque l'accouchement à terme est possible, et, au-dessous de 7 centimètres, le fœtus ne pourrait passer que s'il n'était pas viable, et le but de l'opération serait manqué.

M. Velpeau (*loc. cit.*) pense avec la plupart des chirurgiens anglais, que l'accouchement prématuré artificiel offre encore des chances de succès, même à 2 pouces (5 centimètres et demi), mais quelque exactes que soient les expériences de Baudelocque et d'Ansiaux, qui ont constaté que la tête du fœtus à terme était réductible de 14 millimètres dans son diamètre bipariétal, nous croyons qu'il y aurait une extrême hardiesse à provoquer l'accouchement dans de telles conditions ; nous ne partageons pas davantage, quoiqu'il y eût moins d'inconvénients à cela, l'opinion de M. Stoltz, qui pense qu'on ne doit rien tenter si le bassin n'a pas au moins de 73 à 76 millimètres. En se tenant en deçà des limites, le professeur de Strasbourg nous paraît avoir trop à cœur de ne pas compromettre la méthode opératoire, et outre-passer la mesure de la prudence. Sa manière de voir est, au reste, celle qui a cours en Allemagne où la proportion des enfants vivants, à la suite de l'accouchement prématuré artificiel, est bien plus considérable qu'en Angleterre. On le conçoit aisément.

Nous maintenons donc, comme indication de l'accouchement prématuré artificiel, un minimum de 7 centimètres et un maximum de 8 centimètres et demi, termes entre lesquels se trouvent fixées d'ordinaire les indications de la symphyséotomie pubienne et de l'embryotomie, que l'accouchement provoqué tend de jour en jour à bannir de la pratique obstétricale. Quelques faits exceptionnels ne feront pas varier nos principes, car, bien que Baudelocque ait vu, à l'amphithéâtre de Solayrès, un enfant être ex-

pulsé par les seuls efforts de la nature, le bassin de
la mère n'ayant pas plus de 2 pouces 6 lignes (7 centimètres de diamètre sacro-pubien), il est si peu
permis de faire un précepte et une règle de ces cas
rares, que Baudelocque n'en établit pas moins (*loc.
cit.*), comme un fait constant, que sur cinq cents enfants, à peine en sauverait-on un, le bassin de la mère
ayant même 2 pouces 9 lignes (76 millimètres).
« Suivant lui et la plupart des accoucheurs de nos
jours, on ne doit tenter l'application du forceps que
pour un diamètre sacro-pubien de 83 millimètres au
moins (3 pouces), application qui, déjà fort dangereuse pour l'enfant avec un pareil degré d'étroitesse,
deviendrait mortelle pour lui si le rétrécissement
était encore plus grand. N'est-ce pas déclarer, ou à
peu près, que la naissance d'un enfant vivant est
alors impossible, et établir, d'une manière qui devrait
être évidente pour tout le monde, la nécessité de
recourir, au moins pour ce cas, à une opération qui
peut sauver l'enfant sans compromettre les jours de
la mère? » (Banchereau, *Thèse de la Faculté de
Paris*, 1836.)

Bien que le raccourcissement du diamètre sacro-
pubien, étant le plus fréquent, soit l'indication la
plus commune de l'accouchement prématuré artificiel, et que, dans la recherche des dimensions du
bassin, il doive toujours attirer le premier l'attention,
il ne faut pas, néanmoins, négliger d'explorer atten-
tivement les autres diamètres du détroit supérieur.

L'évasement de l'arcade pubienne, les diamètres cocci-pubien et bi-ischiatique, les diamètres obliques du détroit inférieur seront aussi examinés avec soin, quoiqu'ils offrent bien moins souvent des vices de conformation. M. d'Outrepont a provoqué une fois l'accouchement pour cause d'étroitesse du détroit inférieur du bassin.

L'état du bassin dans toutes ses parties sera aussi l'objet d'une étude attentive. « L'étroitesse absolue, c'est-à-dire sans irrégularité, est plus commune qu'on ne pense, elle se rencontre principalement chez les femmes dont la taille est élancée. » (Nægelé, *Journal complément. des sciences médic.*, t. IV.) C'est dans ces cas-là, surtout, où le bassin est rétréci dans sa totalité, sans vice de conformation particulier, que Wenzel a vu une indication de l'accouchement prématuré artificiel.

On ne s'occupera pas avec moins d'attention de l'état de l'excavation du bassin dont le diamètre sacro-pubien peut être facilement diminué par le défaut de concavité du sacrum, l'os du squelette, d'après M. Nægelé (*Des vices de conf. du bassin*, trad. de M. Danyau), qui offre les viciations les plus fréquentes et les plus prononcées.

Les tumeurs des parties molles et dures développées sur les différents points du bassin, et produisant le raccourcissement des diamètres dans le sens desquels elles existent, donneront lieu, si elles ne sont pas susceptibles d'être déplacées, ponctionnées, ou extirpées aux mêmes indications que le raccourcissement lui-même. M. Ashwell, professeur d'accouchements à Londres, dans deux cas de ce genre, a pratiqué l'accouchement prématuré artificiel avec succès. (Mémoire sur la grossesse compliquée de tumeurs intro-pelviennes, et sur la convenance de provoquer l'accouchement prématuré, *Gazette médicale de Paris*, 1837.)

On distinguera, du reste, les cas de déformation pelvienne suivant les causes qui les ont produites. Dans la viciation rachitique ou congéniale du bassin, on le comprend, l'accoucheur, après avoir pris une connaissance exacte de l'état des parties, pourra se poser à l'avance des règles fixes ; mais si la viciation du bassin est produite par une ostéomalacie qui ne s'est point arrêtée dans ses progrès, il est impossible qu'il se trace un plan de conduite. Ici, la cause de la déformation est incessante, et vouloir déterminer dès les premiers mois de la grossesse ce qu'on devra faire plus tard, serait s'exposer à de cruels mécomptes. En général, le bassin est tellement défiguré, par suite du ramollissement ostéomalacique, « que l'espace qu'il présente est rarement suffisant pour permettre la sortie de l'enfant, même avant l'époque de sa viabilité. » (Lacour, de Lyon, *Recherches historiques et critiques sur la provocation de l'accouchement prématuré*, 1845.)

Nous n'avons pas besoin de dire, en finissant ce qui a trait aux indications fournies par l'angustie pelvienne, qu'on devra procéder minutieusement et avec de certaines précautions à la mensuration du bassin ; les os peuvent être en effet le siége d'une hypertrophie, ils peuvent aussi être atrophiés, comme dans un cas rapporté par M. Villeneuve, de Marseille (*loc. cit.*), où les os pubis et sacrum ne présentaient à eux deux, à la hauteur du détroit supérieur, qu'une épaisseur de 53 à 54 millimètres, au lieu de 80 millimètres qu'ils ont ordinairement. Dans de pareils cas, et il s'en présente quelquefois, le compas d'épaisseur de Baudelocque est plus qu'insuffisant, puisque les chiffres qu'il donne sont pour les hommes de l'art une source d'erreurs.

Nous ne croyons pas, du reste, qu'on doive en général accorder beaucoup plus de confiance aux résultats fournis par les instruments plus modernes dont les accoucheurs ont encombré, sinon enrichi, l'art obstétrical. Les pelvimètres si compliqués de Vallenberg et de Van-Huevel semblent en effet n'avoir d'exactitude qu'entre les mains de leurs inventeurs, ou au moins des accoucheurs qui ont fait une étude spéciale de leur application. Aussi, regardons-nous, avec la majorité des praticiens, la mensuration interne avec le doigt indicateur comme le moyen le plus simple, le plus commode et en même temps le plus sûr. Sauf quelques cas rares où l'on doit recourir à la mensuration extérieure à l'aide du compas d'épaisseur, il expose à moins d'erreurs, peut-être, que les pelvimètres les plus vantés, et permet de prendre avec facilité une connaissance assez exacte des divers diamètres du bassin, de la courbure du sacrum, de la direction du pubis, de la hauteur de la symphise, etc. Nous n'avons pas à entrer ici dans tous les détails de l'application de ce procédé, nous indiquerons seulement, en passant, comment on détermine par ce moyen le diamètre sacro-pubien dont la connaissance est si importante, au point de vue de l'opération qui nous occupe.

La femme étant placée comme pour le toucher, on porte l'extrémité du doigt indicateur jusque sur le milieu de la saillie sacro-vertébrale, on en ramène le bord radial sous le bord inférieur de la symphise du pubis, et on marque avec l'ongle de l'index de l'autre main le point sur lequel tombe la symphise. La distance qui existe de l'extrémité du doigt à la marque faite avec l'ongle, est la mesure d'une ligne que quelques auteurs ont appelée diamètre diagonal, et qui l'emporte de 15 millimètres (6 lignes) sur le diamètre sacro-pubien. Il suffit donc de défalquer 15 millimètres du résultat obtenu pour avoir l'étendue de ce dernier diamètre.

ART. II. — État de maladie de la mère.

L'accouchement prématuré artificiel est encore indiqué dans un certain nombre de cas où, quoique le bassin ait un diamètre normal, l'état de la mère ou du fœtus inspire des craintes très-sérieuses sur le résultat de la grossesse. Il est même facile de reconnaître, si l'on s'en rapporte aux faits que nous avons établis dans la partie historique de ce mémoire, que l'application de l'accouchement prématuré à la viciation du bassin n'est pas la plus ancienne, car, en définitive, la dilatation progressive du col et la perforation des membranes conseillée et pratiquée par Puzos, dans les hémorrhagies, n'étaient pas autre chose.

Cependant, bien que plus vieille en date dans la pratique, la provocation de l'accouchement, dans les cas dont nous allons nous occuper, est loin de fournir des indications aussi certaines que dans l'angustie pelvienne : il ne s'agissait en effet, tout à l'heure, pour ainsi dire, que d'une question de précision mathématique, et il s'agit ici, au contraire, d'appréciations délicates, demandant le tact médical le plus exercé, et dépendant presque entièrement du génie de l'accoucheur. Les observations publiées sur la plupart de ces indications sont d'ailleurs encore peu nombreuses, et une grande partie des questions qui s'y rattachent n'ont été, par conséquent, étudiées que d'une manière très-incomplète. Nous allons tâcher, cependant, en nous inspirant des faits déjà acquis à la science, de poser quelques jalons qui puissent servir de guide aux praticiens.

La grossesse introduit dans l'organisme des modifications profondes, les unes, anatomiques et fonctionnelles, sont l'essence même de la grossesse, les autres, éminemment variables, sont produites par l'action sympathique de la matrice sur les autres or ganes. Restreintes, dans le plus grand nombre des cas, à de justes limites, ces modifications peuvent s'exagérer quelquefois, et constituer des états morbides assez graves pour qu'on ait cru devoir, dans le but d'y mettre fin, recourir à l'accouchement prématuré artificiel.

On a cru devoir y recourir, aussi, lorsque des maladies dont le développement a précédé la gestation, ou a lieu pendant son cours, sont aggravées, soit mécaniquement, soit physiologiquement, par la grossesse elle-même.

On y a songé, enfin, dans un troisième cas, c'est quand des maladies soit antérieures, soit intercurrentes, poursuivent leur cours malgré la grossesse et font craindre que la femme n'arrive pas au terme de la gestation.

Nous allons successivement passer en revue les divers cas qui, dans ces trois catégories de faits, nous paraissent légitimer la pratique de l'accouchement prématuré artificiel.

§ Ier. — Maladies de la grossesse.

L'accouchement prématuré artificiel est d'autant mieux indiqué, et entrepris avec d'autant plus de chances de succès, que les états morbides contre lesquels il est mis en usage sont plus intimement liés à la grossesse : à ce titre les faits de la première catégorie doivent fournir, et fournissent en effet les indications les plus positives. Parcourons, les unes après les autres, les diverses modifications de l'organisme qui trouvent leur cause dans l'état de gestation.

1° *Modifications mécaniques.* L'exagération du volume de l'utérus, produite par une augmentation considérable du liquide amniotique, peut devenir la cause des désordres les plus graves ; le développement de l'utérus, en refoulant le diaphragme vers la partie supérieure et en diminuant la cavité thoracique dans laquelle les poumons gênés ne peuvent plus se mouvoir à l'aise, rend la circulation et la respiration difficiles, produit des infiltrations, l'anasarque et par conséquent un état général assez sérieux pour compromettre à la fois la vie de la mère et celle de l'enfant : à ce titre il indique donc la provocation de l'accouchement, car, bien que dans la plupart des cas ces troubles se terminent par l'accouchement prématuré spontané, il n'en est cependant pas toujours ainsi, et on a été obligé quelquefois de recourir à l'opération. En voici un exemple qui a été publié par Duclos, de Toulouse, dans les Bulletins de la Faculté de médecine de Paris.

Madame de S..., âgée de vingt-cinq ans, est prise, vers le milieu du septième mois de sa cinquième grossesse, d'une toux sèche et fréquente qui interrompt son sommeil. A la suite d'un bain de propreté, la toux devint plus forte et tout empira : fièvre, soif inextinguible, peau sèche, urines rares et briquetées, œdème des extrémités inférieures, visage décoloré, tels sont les symptômes qu'elle présentait. En moins de huit jours le ventre devint dur, tendu, douloureux et très-volumineux. La dyspnée ne permettait pas à la malade de garder la position horizontale : le hoquet, les palpitations étaient continuels, et la malade ne se faisait comprendre que par quelques signes. C'est dans ce déplorable état que Duclos l'examina, et reconnut l'extension et l'élévation extrêmes de la matrice. Cet organe semblait occuper toute la cavité abdominale, la fluctuation d'un liquide renfermé dans sa cavité était partout manifeste.

A la suite d'une consultation où la nécessité de l'accouchement fut unanimement reconnue, Duclos introduisit un doigt dans l'orifice, rompit les membranes et évacua de l'utérus en quatre reprises plus de quatorze livres de liquide. Grâce à la précaution qu'il avait prise d'opérer graduellement une évacuation aussi considérable, l'utérus revint sur lui-même, et bientôt la respiration devint libre, les vomissements et les défaillances cessèrent : mais cinq heures après la matrice frappée d'inertie ne faisait aucun effort. Duclos se décida à terminer l'accouchement; il introduisit la main dans l'utérus, saisit la tête, l'attira dans l'excavation, et au bout de très-peu de temps un enfant du sexe féminin fut expulsé; il était très-petit, très-faible, mais vivant; la mère se rétablit assez rapidement.

Cette observation d'une date déjà assez ancienne (1815) est favorable en tout point à la doctrine que nous soutenons.

Quelquefois, le développement normal de l'utérus peut produire d'aussi graves désordres chez les femmes qui portent des difformités dans le squelette de la poitrine. Désormeaux (*Dictionnaire de médecine* en trente vol.) rapporte qu'il a assisté à l'accouchement d'une jeune dame dont la taille était contrefaite ; la respiration était tellement difficile que, pendant les deux derniers mois de sa grossesse, elle fut obligée de garder constamment une situation verticale : elle se reposait et dormait en se mettant à genoux sur des coussins, et s'appuyant les coudes sur d'autres coussins très-élevés ; la moindre inclinaison du corps en arrière produisait une menace de suffocation ; la respiration était fort incomplète, la face tuméfiée, les lèvres bleuâtres. Cette dame fut obligée de rester debout pendant tout le travail de l'enfantement qui fut long, pénible, et qui ne put être terminé que par l'excérébration de l'enfant. Elle mourut trois jours après l'accouchement et sans fièvre ; elle sembla s'éteindre par une asphyxie lente. A l'ouverture du cadavre on trouva les poumons refoulés à la partie supérieure du thorax, compactes, d'un rouge brunâtre et ne crépitant que dans une petite portion. Fabre qui cite ce fait, dans son *Dictionnaire des dictionnaires*, t. IV, l'accompagne des réflexions suivantes : « Évidemment cette femme est morte d'une asphyxie déterminée par le refoulement graduel du diaphragme. Pour tout observateur impartial, n'est-il pas évident que si, au lieu de la laisser s'épuiser pendant six semaines ou deux mois, à nourrir un enfant qu'on ne put amener au dehors qu'après avoir pratiqué l'excérébration, on eût provoqué l'accouchement à sept mois et demi, on eût eu presque la certitude de sauver la mère et l'enfant ; pour notre compte nous n'hésiterons pas à proposer le moyen, si nous nous trouvons en pareille circonstance. »

Nous partageons sur ce point l'opinion de Fabre, et si nous voulions appuyer notre manière de voir sur une autorité plus compétente encore, nous citerions ce passage de M. Dubois (*Leçons orales, Gaz. des hôpitaux,* 1848) «.... On observe ces mêmes complications alors que la déformation du ventre et du bassin est très-considérable, comme chez une malheureuse femme qui mourut, dans notre service, dans un moment où nous étions absent de Paris. Cette malade succomba à l'asphyxie. Voilà des cas véritablement favorables à la provocation de l'accouchement. »

Les femmes très-petites, ou d'un tempérament pléthorique très-marqué, sont quelquefois sujettes aussi à de semblables accidents, et chez celles-ci, comme chez les premières, si après avoir épuisé tous les moyens thérapeutiques, les symptômes d'asphyxie continuaient à être menaçants, et si nous voyions leur existence ainsi compromise, nous ne balancerions pas à pratiquer l'accouchement prématuré artificiel.

On l'a conseillé encore chez les femmes dont l'utérus est dans un état très-exagéré d'obliquité antérieure, si, lorsque l'utérus, dans les derniers mois de la grossesse, est élevé au-dessus du détroit supérieur, la compression du corps de la vessie contre la paroi de l'abdomen, ou du col de cet organe contre le bord supérieur du pubis, donne lieu à de graves accidents. Mais il nous semble que la position horizontale et le cathétérisme, qui ont suffi plus d'une fois à de Lamotte (*Traité des accouch.*, liv. Ier) pour conjurer ces symptômes, dont nous ne méconnaissons pas le danger, sont des moyens trop sûrs et trop naturellement indiqués pour qu'on ne les préfère pas toujours à la provocation de l'accouchement.

2° *Modifications physiologiques*. Les modifications considérables que la grossesse apporte dans la contexture et la vitalité de la matrice, les changements importants que subit son système vasculaire, la présence dans la cavité de cet organe du produit de la conception, les rapports organiques qui unissent l'œuf aux parois utérines, sont autant de circonstances qui favorisent la congestion de l'utérus, et prédisposent les femmes à des hémorrhagies trop souvent mortelles.

L'insertion du placenta sur le col, ou près du col de l'utérus, est la cause la plus fréquente des accidents dont nous nous occupons. On comprend en effet que la partie de la matrice qui est aux environs de l'orifice se distende avec une assez grande rapidité, dans les deux ou trois derniers mois de la grossesse, pour que les adhérences qui unissent l'œuf aux parois utérines soient le plus souvent détruites, et qu'il en résulte un décollement du placenta. Le même accident, d'après quelques accoucheurs, peut être produit par les contractions spasmodiques dont l'utérus est le siége à des époques variées de la grossesse, et par l'action de coups, de chutes, de secousses violentes imprimées à la matrice.

M. Jacquemier (*Archives de méd.*, 1839) a attribué, de son côté, un grand nombre d'hémorrhagies des femmes enceintes au peu de résistance des veines utéro-placentaires qui se rompraient, par congestion mécanique, dès qu'un obstacle serait apporté à la circulation veineuse de l'utérus.

Quelles que soient au reste ces causes et leur mode d'action, que ce soit le simple décollement du placenta qui produise presque toujours l'hémorrhagie, comme on l'admettait depuis Puzos, ou que le décollement soit produit le plus souvent par une exhalation sanguine précédée par un afflux plus considérable de sang dans l'utérus, c'est, quand ces accidents se sont montrés d'une façon menaçante, et ont résisté aux moyens rationnels fournis par la thérapeutique, qu'on a songé pour la première fois, ainsi que nous l'avons dit dans notre aperçu historique, à débarrasser prématurément la matrice du produit de la conception, pour arriver par ce moyen à la cessation de l'hémorrhagie. Bien que cet heureux résultat ne soit pas constant, il a été obtenu tant de

fois que l'accouchement prématuré est depuis longtemps de règle en pareil cas. La mère et le fœtus
courent alors desi grands dangers que le plus sérieux
adversaire de l'accouchement avant terme, Baudelocque lui-même, le considère comme un devoir, l'indication est positive, impérieuse, et le procédé le plus
prompt est celui qui doit être mis en usage.

Si nous voulions citer des cas où cette méthode a
été employée avec succès, nous n'aurions que l'embarras du choix ; contentons-nous de rappeler deux
faits remarquables d'implantation du placenta sur le
col de l'utérus, où M. Gendrin (*Traité de médecine
pratique*, t. II) eut l'idée de substituer aux procédés
jusqu'alors mis en usage, la ponction des membranes
à travers le placenta, au moyen d'une algalie de
femme; le liquide de l'amnios s'écoula en entier par
la soude, les douleurs de l'enfantement ne tardèrent
pas à s'établir complétement, l'hémorrhagie s'arrêta,
et les choses se terminèrent heureusement.

3° *Modifications sympathiques*. Les sympathies
nombreuses qui existent entre la matrice et les autres
organes, sont souvent la cause de désordres assez
profonds pour nécessiter la provocation de l'accouchement ; tels sont, par exemple, les vomissements
portés à un tel degré de violence qu'il est souvent
à craindre que la femme ne s'épuise, elle et son fruit,
avant le terme ordinaire de l'accouchement. Ces cas
sont rares, il faut en convenir, et le plus souvent « des
vomissements accompagnés de douleurs atroces dans

la région de l'estomac, et des spasmes généraux et
très-violents, n'ont pas empêché la grossesse d'arriver heureusement à son terme. » (Désormeaux, *loc.
cit.*) VanS wielen et d'autres praticiens distingués
ont professé la même opinion, mais il n'en est pas
moins vrai que, bien des fois, ces accidents ont déterminé l'avortement, comme dans l'observation de
M. Dufresse, citée dans le *Dictionnaire des dictionnaires* (article *Grossesse*) : aussi quand en pareil cas
on aura épuisé toutes les ressources de la thérapeutique, ne devra-t-on pas balancer de recourir à la provocation de l'accouchement. C'est ainsi que M. Sim-
mons, de Londres, appelé à soigner une femme
très-délicate qui, par suite de vomissements incoerci-
bles, était exposée infailliblement à périr, après avoir
employé vainement tous les moyens pour la soulager,
se décida en dernière analyse à pratiquer l'accouchement prématuré artificiel au septième mois de la
grossesse. Le 24 mars 1813, vers huit heures du soir,
il rompit les membranes, le lendemain, à six heures
du soir, la femme commença à être en travail, et le
même soir, à dix heures, elle accoucha d'un enfant
qui vécut. Du moment de sa délivrance, tous les accidents qui avaient fatigué cette femme pendant sa
grossesse diminuèrent graduellement.

Dans le même ordre de faits, nous classerons l'é-
clampsie, et en général toutes les convulsions dont les
femmes enceintes peuvent être affectées, dans les derniers mois de la grossesse, dès qu'elles paraîtront com-

promettre sérieusement la vie de la mère ou de l'enfant.

La nature a paru si souvent donner l'exemple aux chirurgiens en mettant fin à ces terribles accidents par un accouchement spontané (Mauriceau, observ. 51), que, *à priori*, l'éclampsie a été mise au premier rang des maladies graves pour lesquelles on doit avoir recours à la provocation de l'accouchement. M. Velpeau (*loc. cit.*, t. II, p. 412), M. Cazeaux (*Traité d'acc.*, p. 765), M. Frémiot (*Thèses de Strasbourg*, 1836), Hoffmann, de Munich (*Sur l'acc. prém. artif.*, 1844), Vanmerbeeck (*Annales de la Société méd. d'Anvers*, 1845), Ferrario (*Congrès de Milan*, 1844), etc., ont été unanimes sur ce point de doctrine, avec d'autant plus de raison que l'accouchement forcé était jusqu'alors regardé comme le meilleur moyen de faire cesser l'éclampsie. (Mme Lachapelle, **Prat. des accouch.**, t. III.)

Mais depuis, l'opinion des accoucheurs s'est modifiée sur ce point, et la pratique de l'accouchement prématuré artificiel, dans l'éclampsie, compte aujourd'hui peut-être plus d'adversaires que de partisans. La persistance des accès, après la déplétion de la matrice, et leur apparition qui a si souvent lieu après la terminaison du travail, ont fait regarder par quelques-uns la présence de l'enfant comme tout à fait étrangère aux accidents, et fait rejeter par le plus grand nombre ce moyen, tantôt comme insuffisant, et tantôt comme dangereux par la surexcitation du système nerveux qui résulte des manœuvres exercées sur l'utérus, et qui peut augmenter l'intensité des accès éclamptiques; c'est l'opinion de M. Dubois qui l'a exprimée en ces termes, à la Société de médecine pratique : « Je suis disposé à croire que l'éclampsie serait moins mortelle si tous les accoucheurs étaient bien convaincus que l'intervention hàtive de l'art, au lieu d'être utile, est au contraire funeste. » (Séance du 2 octobre 1851.)

En présence des doutes qui règnent encore sur les causes essentielles de l'éclampsie, malgré les recherches dont elle a été l'objet dans ces derniers temps, et que la découverte de l'albumine dans les urines n'a jusqu'ici que médiocrement éclairées, la divergence des opinions sur ce point et l'incertitude des praticiens n'est que trop facile à comprendre. Cependant la généralité des accoucheurs, et M. Dubois lui-même, considèrent la présence de l'enfant dans l'utérus, sinon comme une cause, au moins comme une complication, et regardent comme chose désirable la déplétion de la matrice, toutes les fois qu'elle est possible sans violenter les parties. Aussi l'application du forceps est-elle de règle, pour eux, toutes les fois que le col est effacé, et que la tête est profondément engagée dans l'excavation, c'est-à-dire lorsque les choses sont assez avancées pour que l'accouchement puisse être facilement et promptement terminé.

Ainsi, deux points à peu près admis par tous les

accoucheurs dominent la question qui nous occupe,
d'un côté, l'utilité très-grande de débarrasser l'utérus
du produit de la conception, et de l'autre, le danger
de violenter l'utérus par une opération qui ne ferait
qu'augmenter l'excitation déjà existante.

La difficulté de concilier deux choses si opposées
a longtemps porté à l'expectation un grand nombre de praticiens prudents à qui l'accouchement
forcé paraissait devoir aggraver la situation des
éclamptiques, bien loin de l'améliorer. Les moyens
plus doux de provoquer l'accouchement qui leur sont
offerts aujourd'hui, les feront-ils sortir de cette réserve si pénible en face d'accidents menaçants ? Nous
l'espérons ; car s'il est vrai, comme on l'admet généralement, que dans un grand nombre de cas la cause
occasionnelle de l'éclampsie peut être attribuée à la
difficulté du travail de l'enfantement, de quelque
cause qu'elle dépende, le devoir de l'homme de
l'art est de lever cette difficulté toutes les fois qu'il
le pourra sans augmenter, par des manœuvres dou-
loureuses, l'excitation dont l'organe utérin est déjà
le siége.

Or, parmi les méthodes usitées pour la pratique
de l'accouchement prématuré artificiel, il en est plus
d'une à laquelle nous croyons qu'on peut recourir
sans de grands risques, et qui, comme nous le ver-
rons, a donné d'heureux résultats. L'éponge préparée, la ponction, ont été tour à tour employées en
pareil cas, et si l'on redoutait l'action de ces moyens

contre lesquels on a élevé des objections, ne pourrait-on pas recourir, en ce cas, comme l'a fait M. Bourgeois, d'Amiens (*Gaz. des hôp.*, 1853), aux douches utérines, méthode efficace, et dont l'innocuité ne peut faire l'objet d'aucun doute?

S'il fallait, du reste, pour déterminer les praticiens à adopter la provocation de l'accouchement dans de pareilles circonstances, faire valoir des considérations d'un autre ordre, nous conviendrions avec eux que l'utilité de l'opération, au point de vue de la mère, peut être douteuse, quoique les résultats que nous citerons plus loin semblent prouver le contraire, mais nous leur demanderions si les dangers qu'elle peut lui faire courir sont assez grands pour que l'accoucheur se croise les bras, et laisse l'enfant, dont la vie est précieuse aussi, exposé par des attaques répétées d'éclampsie à une mort certaine.

Notre opinion peut s'appuyer sur celle d'un assez grand nombre d'accoucheurs qui ont pratiqué avec succès, dans le cas qui nous occupe, l'accouchement prématuré artificiel. Les résultats qu'ils ont obtenus nous paraissent même dignes d'être mis en regard des préventions dont nous venons de nous faire l'écho.

Sur neuf observations que nous avons pu recueillir, et qui sont dues, les deux premières, à M. Lovati (*Compte rendu de la Clinique obstétricale de Pavie*, 1830-1831), et les autres, à MM. Villeneuve, de Marseille, 1844 (*loc. cit.*); Steinbrenner, de Wasselonne, avril 1845 (*Gaz. méd. de Strasbourg*); Haensendonck, novembre 1845 (*Ann. de la Soc. de méd. d'Anvers*); F. Plasse, d'Einbeck, 1846 (*Neue Zeitschrift fur geburtskunde*); Rul-Ogez, 1849 (*Ann. de la Soc. méd. d'Anvers*); Casier, 1852 (*Presse méd. belge*); Bourgeois, d'Amiens, 1853 (*loc. cit.*), nous trouvons 1 cas de mort pour 9 femmes et 2 enfants vivants. Si l'on rapproche ces résultats des relevés que possède la science sur la terminaison de l'éclampsie, on verra combien la comparaison est en faveur de l'accouchement prématuré. En effet, M. Lachapelle reconnaît que, malgré le traitement le plus rationnel et le mieux entendu, la mort de la femme a eu lieu dans près de la moitié des cas d'éclampsie, Hunter et Lowdes disent qu'il meurt plus de la moitié des femmes, et Mauriceau (*Maladies des femmes grosses*) cite 19 cas de mort sur 42 femmes, « encore ne faut-il pas oublier que dans ces relevés sont compris, indistinctement, tous les cas d'éclampsie observés, tant avant que pendant, et après l'accouchement ; la mortalité est bien plus effrayante, quand on ne compte que les cas d'éclampsie survenus pendant la grossesse. » (Steinbrenner, *loc. cit.*)

Dans les neuf cas que nous avons cités, quatre fois l'accouchement a été provoqué au moyen de l'éponge préparée (Lovati, Villeneuve, Steinbrenner et Casier); quatre fois par la ponction (Lovati, Haensendonck, F. Plasse, Rul-Ogez), et une fois par les douches utérines (Bourgeois).

Quant au petit nombre d'enfants sauvés par l'accouchement prématuré artificiel, 2 sur 9, on ne sauraient faire une objection sérieuse contre l'emploi de ce moyen, car on sait que, « chez les enfants nés de mères éclamptiques, lorsque les attaques ont été intenses et répétées, on peut considérer la conservation de la vie comme l'exception; la plupart des enfants naissent morts. » (Dubois, *loc. cit.*)

§ II. — Maladies aggravées par la grossesse.

Certains états pathologiques antérieurs ou postérieurs à la grossesse, mais marchant concurremment avec elle, peuvent être aggravés par le fait seul de la gestation, et, comme les accidents que nous venons de passer en revue et qui sont les maladies proprement dites de la grossesse, fournir aussi l'indication de l'accouchement prématuré artificiel. Il est logique en effet de penser que l'aggravation produite dans ces états morbides par le fait de la grossesse, doit nécessairement cesser par la déplétion de l'utérus.

En parlant du développement de la matrice, à propos des faits de la première catégorie, nous avons vu combien cette augmentation de volume pouvait porter d'obstacles à la respiration et à la circulation, et que des femmes pléthoriques, petites ou mal conformées, mais d'ailleurs en bon état de santé, pouvaient succomber par asphyxie; que sera-ce si une maladie aiguë de la poitrine, un épanchement pleurétique considérable, une maladie organique du cœur, une affection chronique des poumons, l'apoplexie, des attaques répétées d'épilepsie coïncident avec elle ? Si une hydropisie ascite, si une tumeur quelconque du ventre, un kyste ovarique, par exemple, occupe en même temps que l'utérus gravide la cavité abdominale ? si une péritonite aiguë vient ajouter à la gêne produite par la matrice la tension et la douleur locale qui lui sont propres ?

Ces états divers ont été, pour quelques auteurs, des indications de provocation de l'accouchement ; ainsi, comme nous l'avons déjà vu, M. Costa l'a proposé pour l'anévrysme, et, malgré le sentiment de l'Académie, la question paraîtra résolue sur ce point à tous les esprits sages. M. Velpeau l'a conseillé, et MM. Alprandi, de Turin, en 1845, et Bouchacourt, en 1849 (*Gaz. méd. de Lyon*), l'ont pratiqué chacun avec succès dans un cas d'épanchement pleurétique. M. Staenglmayr l'a pratiqué, en 1849, dans un cas de *dyspnée accompagnée de toux purulente* (*Medicinisches correspondenz blatt* de Bavière); M. Ferrario l'a proposé dans l'épilepsie et l'apoplexie (*loc. cit.*), M. Hoffman, de Munich (*loc. cit.*), MM. Ritgen, Carus et Velpeau, l'ont conseillé dans l'hydropisie ascite. Enfin, M. Meissner, de Leipzig, a publié un cas d'accouchement prématuré artificiel pratiqué par lui dans un cas de péritonite. (De la manière la plus avantageuse et la plus sûre de faire l'accouchement prématuré artificiel , *Gaz. médicale de Paris*, 1841.) Voici l'observation de cette tentative hardie que le succès a justifiée, nous la ferons suivre du fait de

M. Bouchacourt, où la provocation de l'accouchement nous paraît bien plus logique.

« La femme A...é, qui avait déjà accouché plusieurs fois avec facilité, était de nouveau enceinte, et ne comptait plus que quatre semaines jusqu'au terme de sa grossesse, lorsque, le 23 mai 1838, chargée d'un lourd fardeau, elle tomba à la renverse sur son escalier et se fit de fortes blessures au sacrum. Il survint immédiatement une néphrite, caractérisée par de violentes douleurs dans les lombes, et par une hématurie; à la suite d'une saignée, d'une émulsion huileuse, d'une infusion de graine de lin et du repos, il ne parut plus de sang dans les urines, mais les douleurs dans la région rénale devinrent plus intenses (émulsion huileuse, sinapismes).

« Le 25, symptômes de péritonite (16 sangsues, sinapismes, 0,025 grammes de calomel toutes les trois heures, frictions d'onguent mercuriel dans la région lombaire d'où la douleur s'irradiait en tous sens vers le bas-ventre).

« Le 26, abdomen extrêmement sensible, respiration anxieuse, vomissements de toute espèce de boissons (nouvelle saignée sans soulagement).

« Le 27, même état (sangsues, sinapismes, sans amélioration).

« La malade paraissait perdue, et M. Meissner ne pouvant plus avoir d'espoir dans les antiphlogistiques, par la circonstance de la grossesse qui tenait le ventre, et surtout le péritoine malade, dans une forte distension, crut trouver un dernier moyen de salut dans l'accouchement, qui, d'une part, ferait diminuer la tension du ventre, et, d'autre part, donnerait lieu à un écoulement sanguin abondant, et aux sécrétions qui se manifestent pendant la puerpéralité.

« Le 28 (sixième jour de la maladie), M. Meissner fit la ponction de l'œuf d'après sa méthode ; déjà, cinq à six heures après, le travail commença avec de violentes douleurs, et fut terminé en peu d'heures par la naissance d'une fille bien portante ; bientôt après la malade se trouva soulagée, mais elle se plaignit de tranchées extraordinaires, qui lui coupèrent même la respiration. Pour les calmer, et dans la vue de favoriser la transpiration puerpérale, on administra des poudres composées à parties égales d'ipécacuanha et d'opium, 0,009 grammes toutes les deux heures.

« Le 29, amélioration sensible sous tous les rapports ; pouls moins fréquent et moins dur ; lochies et transpiration abondantes ; bas-ventre à peine sensible au toucher.

« Le 31, plus de sensibilité au bas-ventre ; la mère dans un état très-satisfaisant nourrit son enfant, mais elle éprouva une légère salivation par l'effet du mercure ; bientôt guérison complète. L'enfant continua à se bien porter et à prendre le sein de sa mère. Il est évident que les contractions suivirent de si près la ponction, dans ce cas, à cause de l'irritation du péritoine et des reins. »

Malgré l'heureux résultat de cette opération, on

comprend qu'une pareille observation n'est pas donnée ici pour servir de règle ; il n'en est pas de même du fait publié par M. Bouchacourt, où la provocation de l'accouchement nous paraît bien moins sujette à discussion, aussi, bien qu'il ne soit pas permis sur un seul fait de formuler une indication, le donnons-nous avec confiance, parce que nous sommes convaincu qu'il doit servir de guide aux praticiens dans des cas analogues :

« Constance Goyet, âgée de vingt-sept ans, de bonne constitution, entra à la Charité de Lyon, enceinte de sept mois. Huit jours après elle se plaignit de dyspnée, surtout à la région du cœur, et d'un œdème douloureux à la jambe gauche.

« En peu de temps l'œdème gagna les deux jambes, les cuisses et l'abdomen, ainsi que la face et les membres supérieurs. Matité du côté du poumon gauche. Les diurétiques, la mauve, les mouchetures, n'apportent aucune amélioration.

« Le 7 janvier 1849, on constate que les deux cavités pleurales et le péricarde sont envahis par l'épanchement. La malade ne peut respirer qu'assise, et même avec une difficulté extrême. (Deux larges vésicatoires sur la poitrine.)

« Le 9, un mois avant l'époque où, au dire de la malade, elle devait accoucher, un érysipèle menace de s'établir à la face. La suffocation est imminente, Malgré les difficultés du toucher, on constate une présentation du vertex, à travers les parois utérines amincies. Le col est un peu effacé. Le même jour à trois heures du soir, M. Bouchacourt, après avoir reconnu les dimensions normales du bassin, fait pénétrer dans le col, à une profondeur de 2 à 3 centimètres, un morceau d'éponge préparée qui est laissé en place.

« A neuf heures du soir, quelques douleurs de reins se déclarent.

« Le 10, à sept heures du matin, les éponges sont expulsées, et trois quarts d'heure après environ, l'accouchement était terminé ; la délivrance se fit presque immédiatement.

L'enfant, garçon bien portant, avait 46 centimètres 1/2 de longueur, pesait 1,900 grammes. Le diamètre occipito-mentonnier offrait 11 centimètres 1/2, l'occipito-frontal 11, le bipariétal 8.

« Cet enfant, quoique bien constitué, fut, suivant l'usage de la maison, et parce qu'il parut un peu faible, allaité seulement au biberon, et mourut au bout de treize jours.

« L'accouchée passa, dès le lendemain, une nuit bien meilleure que depuis longtemps ; tout alla de mieux en mieux. Quelques sangsues à la vulve, de légers laxatifs, furent les seuls remèdes employés. Dès le 21, l'anasarque et les divers épanchements avaient presque complétement disparu, lorsque la malade se plaignit de nouveau d'un œdème douloureux à la jambe et au pied droits. Grâce aux diurétiques, aux opiacés, associés au quinquina, ce nouvel accident

n'eut pas de suite : la guérison fut complète. Six semaines après, les règles reparurent, et depuis lors
cette femme s'est toujours bien portée, M. Bouchacourt a pu s'en assurer encore au mois de mai. »

Quant aux autres affections que nous avons énumérées plus haut, et dans lesquelles on a conseillé
et pratiqué l'accouchement prématuré artificiel, elles
nous paraissent fournir des indications plus incer-
taines et plus vagues; ainsi, pour ne nous occuper que d'un seul fait, nous préférerons toujours
dans l'hydropisie ascite, par exemple, recourir à la
ponction plutôt qu'à la provocation de l'accouchement, dût cette hydropisie avoir pour cause, comme
le veulent quelques auteurs, une lésion organique
grave.

Pour cette catégorie de faits, du reste, c'est le
cas plus que jamais de répéter que tout dépend du
tact et de la prudence de l'accoucheur, et que, l'indication d'agir variant suivant chaque cas particulier,
il doit être plutôt influencé par la position grave à laquelle il est appelé à remédier, par l'ensemble des
symptômes, en un mot, que par le nom que porte la
maladie dans les cadres nosologiques.

Sous ce rapport, nous ne saurions mieux faire
que de rapporter ici, comme exemple, une observa
tion publiée par M. Villeneuve, de Marseille (*Archives méd. du Midi*, 1847), qui offre le plus grand
intérêt :

« Une femme, âgée d'environ vingt-cinq ans, se

trouvait, au huitième mois de sa grossesse, dans un état si alarmant qu'elle semblait devoir expirer dans quelques instants : sueurs froides, pouls insensible, oppression considérable, face livide, ne pouvant proférer aucune parole, tout en ayant la conscience de ce qu'on lui dit. Nous procédons au toucher qui nous permet à peine d'arriver à l'orifice fortement dirigé en arrière. Celui-ci permet à peine l'introduction du doigt, il n'y a aucune contraction utérine. Nous ne voyons d'autre salut pour cette femme que dans un accouchement prompt. Son médecin, le docteur Chaudoin, entre heureusement à l'instant même. Nous lui communiquons notre pensée à laquelle il adhère, et au moyen d'une plume d'oie, dont nous taillons l'extrémité en biseau, nous parvenons avec quelque difficulté à rompre les membranes; l'eau s'écoule, des contractions s'établissent au bout d'un quart d'heure, la face s'anime, le pouls semble se relever un peu.

« Nous cédons, comme malgré nous, au désir manifesté d'une saignée que pratique son médecin, pendant que nous explorons d'une main le pouls de la malade. Elle supporte assez bien cette évacuation sanguine qui est peu abondante. Nous administrons aussitôt après 1 gramme de seigle ergoté, et nous confions dans cet état la malade aux soins de la sage-femme. Nous revenons une heure après, elle recevait les sacrements. Comme elle était toujours froide, nous lui prescrivîmes une potion excitante, il était alors neuf heures du matin. Nous retournâmes à quatre heures du soir, on venait de faire baptiser l'enfant qui était né à midi. Les suites de couches se sont bien passées, et dans ce moment la mère et l'enfant sont dans un état satisfaisant. »

De pareils faits, si indéterminée que soit l'affection qui a décidé l'accoucheur à agir, sont plus instructifs que les raisonnements. Ainsi, bien que dans la grossesse traversée par des maladies aiguës, l'accouchement, survenant quelquefois prématurément par les seuls efforts de la nature, soit plus souvent une complication qu'un avantage ; cependant, comme il est reconnu que « les grands troubles de l'économie mettent en jeu l'action utérine, et qu'un travail indolore peut s'établir, nous sommes convaincu que pendant ou à la suite d'états pathologiques graves, on peut et on doit débarrasser l'utérus quand cela paraîtra nécessaire » (Dubois, *Leç. orales*), *mais quand cela paraîtra nécessaire seulement*, car nous ne croyons pas que l'influence produite par le travail de l'enfantement sur la maladie de la mère doive être, en général, assez avantageuse pour légitimer la provocation de l'accouchement. Nous reconnaissons bien que « si la grossesse est souvent la cause de l'apparition ou de l'aggravation de certaines maladies, la parturition possède, parfois, le pouvoir d'apporter, même dès son début, de telles modifications dans l'économie qu'il en résulte la cessation ou la suspension de certaines autres maladies. » (Villeneuve, *Rapport à l'Académie de médecine*, 16 juillet 1850.) Mais ces états sont bien difficiles à spécifier, et l'espoir de sauver le fœtus, dans ces cas-là, ne nous paraît pas toujours une raison suffisante pour sortir d'une sage expectation. Cependant des praticiens distingués ont adopté ces idées. C'est ainsi que M. Devilliers fils, pensant que le choléra pouvait être du nombre des maladies modifiées avantageusement par la parturition, s'est déterminé, après avoir constaté un léger commencement de travail, à provoquer l'accouchement, dans un cas de choléra, chez une femme affectée de phthisie. L'enfant, dont la mort avait pu être hâtée par la procidence du cordon survenue vers la fin du travail, ne donna aucun signe de vie. Les symptômes de phthisie avaient été suspendus chez la mère par l'apparition du choléra ; le choléra fut enrayé par une métro-péritonite, mais bientôt les symptômes de phthisie pulmonaire reparurent et la femme finit par succomber.

M. Devilliers établit, à la suite de cette observation, qu'il est préférable de provoquer le travail de l'accouchement chez une femme atteinte de choléra, plutôt que de compter sur la ressource, trop souvent incertaine, de l'opération césarienne après la mort de la mère. La commission de l'Académie, de son côté, conclut par l'organe de M. Villeneuve, son rapporteur, que, « si elle était obligée de porter un jugement définitif sur l'opinion dont il s'agit, elle croirait prudent de ne se prononcer que d'une manière négative, mais comme il n'en est pas ainsi, tout en faisant ses réserves, elle attend pour asseoir son jugement que de nouveaux faits viennent éclairer la question. » Quant à nous, nous ne tenterons jamais et nous ne conseillerons à personne de tenter de pareilles aventures, car nous ne saurions le répéter assez : *L'accouchement prématuré artificiel n'est qu'une ressource extrême à laquelle on ne doit recourir, dans l'intérêt de la mère et du fœtus, que quand la vie de l'un des deux est dans un danger pressant, et qu'on a la conviction, en employant cette pratique, de ne courir le risque de nuire gravement ni à l'un ni à l'autre.*

§ III. — Maladies qui font craindre que la femme n'arrive pas au terme de la grossesse.

Il est des affections soit antérieures à la grossesse, soit concomitantes, dont l'état de gestation influence peu la marche et le développement, mais qui font craindre, tantôt que la femme ne puisse pas atteindre le terme et que l'enfant périsse avec elle, tantôt que, si l'on emploie pour sauver la mère les moyens qu'indique la thérapeutique, ces moyens ne soient nuisibles à l'enfant, comme la complication de la grossesse peut être fatale à la mère. Ici, bien moins encore que dans la catégorie de faits que nous venons de passer en revue, les indications sont évidentes et faciles à formuler. L'accouchement prématuré artificiel est, d'ailleurs, étudié en France depuis trop peu de temps pour qu'on ait pu l'envisager pro-

fondément sous ces divers points de vue, mais, comme
type des états pathologiques où cette méthode devrait
être logiquement employée, nous citerons cependant
avec M. Velpeau (*loc. cit.*, p. 412), l'état de gan-
grène étendue et non bornée, et nous rapporterons
à l'appui une observation de M. Ashwel, professeur
d'accouchement à Londres (*loc. cit.*), quoique le
succès final n'ait pas couronné cette application très-
rationnelle de la provocation de l'accouchement.

« Une femme, enceinte de sept mois environ, a été
reçue, en juin 1835, dans le service de M. Key, elle
était atteinte d'un ostéo-sarcome au genou s'éten-
dant jusqu'à la moitié inférieure du fémur. Le mal
faisait des progrès rapides, et la femme aurait certainement succombé, s'il avait fallu attendre *trois mois*
pour l'opérer après ses couches. M. Ashwel a proposé
l'accouchement prématuré afin de mettre bientôt la
femme en état d'être amputée. Il a essayé de le provoquer avec son doigt, en décollant les membranes
de l'œuf, mais ce fut sans résultat. Il a alors ponc-
tionné la poche ovarienne à l'aide d'une sonde armée
d'un dard ; les eaux ayant été évacuées, on a administré le seigle ergoté.

« La ponction a été pratiquée à 9 heures et demie
du matin. A 1 heure après midi du lendemain les
douleurs se sont déclarées ; à 4 heures et demie
du surlendemain l'accouchement a eu lieu. Ainsi
17 heures et demie se sont écoulées entre la ponction
et le commencement du travail ; 50 heures entre la

ponction et l'accouchement. Les suites des couches ont été heureuses. Le 30 juin, c'est-à-dire 9 jours après l'accouchement, M. Key a pratiqué l'amputation de la cuisse. Le moignon et l'état de la femme étaient dans l'état le plus satisfaisant jusqu'au 1er juillet, lorsqu'elle a été prise tout d'un coup d'une affection adynamique qui s'est terminée par la mort.

« A l'autopsie on a trouvé des tubercules dans différents organes et une phlébite dans les vaisseaux du bassin. »

Il est à regretter, dans ce cas, que M. Key ait dû pratiquer son opération si peu de jours après la délivrance, mais l'observation manquant de détails à ce sujet, il est difficile de juger s'il aurait pu éviter ces circonstances défavorables. Quoi qu'il en soit, cette première application de l'accouchement prématuré, en de pareils cas, était une idée heureuse, et l'opération de M. Ashwel a été tout à fait étrangère au funeste résultat de la grave opération pratiquée par son confrère.

ART. III. — Grossesses tardives.

Il nous reste maintenant, pour en finir avec les indications fournies par la mère, à dire un mot des grossesses tardives dans lesquelles l'accouchement prématuré artificiel a été conseillé par Carus et Ritgen. L'application de cette méthode, en pareil cas, paraît assez rationnelle, car la trop grande maturité du fœtus, augmentant le volume de la tête en même temps qu'elle diminue l'élasticité des os du crâne, peut devenir une cause grave de dystocie ; malheureusement il est impossible en pratique de reconnaître, le plus souvent, si la gestation s'est prolongée au delà du terme ordinaire, et, par conséquent, la plus vulgaire prudence commande de s'abstenir.

Cependant, d'après ce fait d'observation que l'accouchement s'opère physiologiquement, d'une manière assez constante, après la neuvième période menstruelle, l'accoucheur pourra trouver une donnée assez sûre, quelquefois, dans l'intervalle plus long qui sépare l'apparition des règles chez quelques sujets : c'est ainsi que M. Van-Hengel (*Annales de la Société de médecine d'Anvers*) a vu, une fois entre autres, l'accouchement présenter un retard de près de 40 jours, chez une femme dont les menstrues ne revenaient, d'ordinaire, que du 34ᵉ au 35ᵉ jour. Mais, même dans ces cas rares, il existe tant d'incertitudes sur le moment précis de la conception que ce serait seulement lorsqu'une femme aurait, dans deux ou trois grossesses successives, accouché malheureusement après le terme, qu'on serait en droit, suivant nous, de recourir à la provocation de l'accouchement.

IIᵉ SECTION. — Indications fournies par l'état du fœtus.

Toutes les causes de dystocie qui dépendent du fœtus, son excès de volume, les tumeurs qui peuvent s'élever des diverses parties de la surface du corps, les monstruosités qu'il peut présenter, sont autant de raisons qui indiqueraient logiquement la provocation de l'accouchement, s'il était possible de les connaître avec certitude pendant la vie intra-utérine, mais elles sont bien difficiles à constater. Il en est de même du sexe de l'enfant qui, lui aussi, pourrait avoir une influence sur la détermination de l'homme de l'art à provoquer l'accouchement, à une époque plus ou moins avancée de la grossesse.

En effet, d'après les expériences faites à l'hôpital de Dublin, sur soixante fœtus, M. Clarke a reconnu que le corps d'un garçon à terme pèse, terme moyen, 9 onces de plus que celui d'une fille. M. Johnson, à l'hôpital d'Édimbourg, ayant pesé 50 enfants, a porté ce chiffre à 10 onces. D'après le même auteur, la longueur du corps est supérieure, chez les garçons, de près de 7 lignes; quant au volume de la tête, les calculs de M. Clarke apprennent que la circonférence moyenne est de 13 pouces 98/100 chez les garçons, et de 13 pouces 61/100 chez les filles. (*Gaz. médic. de Paris*, 1845.)

Ces données, si exactes qu'elles soient, n'ont, on le comprend, qu'une importance bien douteuse au point de vue qui nous occupe, puisqu'elles ne peuvent pas plus guider l'accoucheur que les autres causes de dystocie, tenant au fœtus, que nous avons énumérées ci-dessus; cependant, un des accoucheurs distingués de Paris, M. Chailly-Honoré, s'est décidé deux fois, d'après l'excès de volume de l'enfant, dans des grossesses précédentes, coïncidant avec une légère diminution du bassin, à pratiquer l'accouchement prématuré artificiel. (De l'acc. prémat. artif. et des moyens conseillés pour réduire le volume de l'enfant à terme, par M. Chailly-Honoré. — *Gaz. médic. de Paris*, 1851.)

La première fois, en 1850, la vive impression que l'annonce de cette opération fit éprouver à la mère la fit accoucher spontanément avant le jour où on devait la pratiquer. Le bassin de la femme qui fait le sujet de cette observation avait pourtant 96 millimètres (3 pouces 1/2), mais, en 1847, M. Chailly n'avait pu extraire qu'avec de grandes difficultés, au moyen du forceps, un enfant très-volumineux.

La seconde fois, il s'agissait d'une dame présentant *une légère diminution dans les dimensions des diamètres du bassin*, que M. Chailly n'a pas notée. Dans deux grossesses successives, elle n'avait pu être délivrée qu'au moyen d'une application de forceps difficile et laborieuse. Devenue de nouveau enceinte, elle vint à Paris; MM. Récamier, J. Massé, Désormeaux, A. Belin, trouvèrent, comme M. Chailly, dans de pareils antécédents, une indication de l'accouchement prématuré qui fut en effet pratiqué à huit mois. Mais il fallut recourir encore au forceps, et l'enfant, qui paraissait florissant, mourut de convulsions douze heures après l'accouchement.

Les divers diamètres de la tête de l'enfant étaient les suivants :

Occipito-mentonnier, 136 millimètres (4 pouces 11 lignes).
Occipito-frontal,   113   —   (4   —   1   —).
Bipariétal,   97   —   (3   —   6   —).
Bitemporal,   87   —   (3   —   2   —).

Cette tête si volumineuse légitimait, sans contredit, la tentative qui a été faite par M. Chailly, appuyé de la double autorité de MM. Récamier et Désormeaux ; mais est-on en droit d'espérer de voir bien souvent une entreprise si incertaine aussi clairement justifiée ?

Une indication tout aussi douteuse et aussi vague que la précédente, c'est le cas de mort habituelle du fœtus avant le terme ordinaire de la gestation. L'espoir de sauver l'enfant, en l'amenant au monde avant cette époque, a engagé quelques accoucheurs à provoquer l'accouchement dans cette circonstance. Denman (*An introduction to the practice of midwifery*, 7ᵉ édit., p. 311) s'est prononcé en faveur de cette pratique dans les termes suivants :

« Il est des femmes qui deviennent enceintes avec la plus grande facilité, et chez lesquelles la grossesse ne présente rien de particulier jusqu'à ce qu'elle arrive au neuvième mois, ou près de son terme ordinaire, alors, sans cause apparente ou appréciable, il se déclare à différentes reprises des frissons; les mouvements de l'enfant cessent, il meurt. Souvent il n'est expulsé que quinze jours ou trois semaines plus tard. Dans deux cas de cette espèce, j'ai recommandé et opéré la provocation de l'accouchement avant l'époque à laquelle le fœtus cessait de vivre. Ordinairement les enfants sont nés vivants et les mères n'en ont pas souffert du tout. » Ritgen et Carus ont partagé cette opinion, et M. Hayn, professeur à Kœnigsberg, a suivi cette pratique avec un plein succès, en 1838, chez une femme qui, dans quatre grossesses précédentes, avait accouché d'enfants morts. (*Wochenschrift für die gesammte Heilkunde*, publié par Casper.)

L'objection qu'on peut faire à cette pratique est bien simple; qu'est-ce qui prouve en effet, dans l'incertitude où l'on est sur la cause qui fait succomber le fœtus, que les enfants ne seraient pas venus au monde vivants si l'accouchement n'avait pas été provoqué? — Rien, absolument ; mais, d'un autre côté, il est facile de répondre qu'ils seraient morts probablement comme les autres, et il est impossible de prouver le contraire. Disons, pour conclure, que, si incertaine que soit l'indication en ces cas-là, l'accouchement prématuré artificiel n'offre pas assez de danger pour nous faire désapprouver une pareille tentative, quand elle sera faite après plusieurs grossesses, ayant toutes présenté cette fâcheuse terminaison.

Quant aux cas de fœtus morts, cas dans lesquels May (Burckardt, *Thèses de Strasbourg*), et Osiander (Lacour, *loc. cit.*), ont proposé la provocation de

l'accouchement, et où MM. Froriep, Stoltz et Lacour,
ont semblé la désapprouver, nous croyons qu'il faut
distinguer : il est certain que, dans l'immense majorité des cas, la présence d'un fœtus mort dans l'utérus
ne portant aucune atteinte à la santé de la mère, on
devra attendre son expulsion naturelle ; mais quand
la rupture des membranes aura permis la pénétration
de l'air dans la poche amniotique, la putréfaction
donnant lieu, pour peu qu'elle se prolonge, à des
accidents de résorption qui peuvent gravement compromettre la vie de la mère, il y aura lieu de provoquer l'accouchement : il en sera de même dans
quelques cas rares et exceptionnels où la rétention
prolongée du produit de la conception, seule, sans
que les membranes soient rompues, donnera lieu à
des accidents. Tel est le fait remarquable qu'a publié M. Meyer, de Creutzburg :

« Une femme de trente-trois ans, délicate, ner-
veuse, était accouchée en 1832 d'un fœtus mort à
sept mois de grossesse, puis dans les cinq années suivantes, de trois enfants vivants et à terme. L'usage
des eaux ferrugineuses et une vie très-régulière
avaient sensiblement amélioré sa santé, lorsqu'en
août 1839 elle devint enceinte pour la cinquième
fois. Les premiers mouvements de l'enfant se firent
sentir le 13 décembre. Quatorze jours après cette
époque, elle éprouva une vive frayeur, puis des frissons, et bientôt un notable dérangement de santé
consistant dans la constipation, des tiraillements

douloureux dans le bas-ventre, la perte de l'appétit et du sommeil, de fréquents spasmes de poitrine, et bientôt de l'amaigrissement; par l'orifice utérin entr'ouvert, s'écoulait en abondance un liquide jaunâtre, quelquefois sanguinolent, sans odeur ni âcreté. Le 27 mars 1840, sept mois après la conception, un fœtus de vingt semaines, putréfié, ainsi que le placenta, fut expulsé au milieu d'une hémorrhagie très-violente qui ne fut arrêtée qu'avec beaucoup de peine. Les règles reparurent le 24 avril, et les forces ayant été bientôt réparées, une nouvelle conception eut lieu en juillet 1841. Le 17 octobre, le fœtus cessa de vivre après un frisson avec tremblement bientôt suivi des symptômes observés à la grossesse précédente. Divers moyens furent employés sans succès pour exciter la contractilité de l'utérus et débarrasser la malade. Le 6 février, le fœtus fut expulsé par fragments, etc. » (*Journal de chirurgie,* par M. Malgaigne, 1843, t. I.)

On remarquera dans cette observation *l'écoulement sans odeur ni âcreté.* Il aurait été, au contraire, d'une fétidité remarquable si l'air avait pénétré dans la poche amniotique. Quant aux moyens employés pour *exciter la contractilité de l'utérus* et que n'a point désignés M. Meyer, nous croyons que le meilleur eût été la pratique de l'accouchement prématuré artificiel.

CHAPITRE II.

Maintenant que nous en avons fini avec les indications de l'accouchement prématuré artificiel, il
nous reste, pour terminer tout ce qui a rapport à cet
objet, à examiner certaines circonstances qui ont
paru à quelques auteurs devoir le contre-indiquer.

J. Merrimann et Siebold ont signalé comme une
contre-indication une maladie aiguë survenant au
moment où l'opération doit être pratiquée, l'état de
maladie et l'opération devant en effet, en pareille
circonstance, s'aggraver l'un par l'autre ; cette règle
ne souffrirait qu'une exception, c'est quand on prati-
querait l'opération dans le but de remédier aux
accidents pathologiques eux-mêmes. Nous n'avons
pas à revenir ici sur ces points que nous avons déjà
discutés dans le § 1er et le § 2 des indications tirées
de l'état de maladie de la mère.

L'état d'affaiblissement constitutionnel, dans lequel se trouve une femme enceinte à la suite d'une
maladie longue et qui finit à peine, a été donné aussi
comme une contre-indication essentielle par M. Villeneuve, de Marseille (*loc. cit.*). Le sphacèle de l'utérus

peut, en effet, comme dans l'observation que ce
praticien distingué a donnée à l'appui de ce précepte,
être la conséquence d'un travail languissant et pénible, quand on a affaire à cette funeste complication.
Dans ce cas-là, cependant, comme dans les cas de
maladies aiguës, la contre-indication de l'accouchement prématuré artificiel peut-elle être formulée
d'une manière absolue et convient-il toujours de
laisser la grossesse suivre son cours ? Sous le rapport
du succès de l'opération et de l'honneur qui doit en
revenir à l'accoucheur, la réponse ne fait pas de
doute ; mais si l'on songe au salut de la mère et de
l'enfant qui, plus tard, seront compromis l'un ou
l'autre et peut-être tous les deux, ne semble-t-il pas
que dans d'aussi graves circonstances l'expectation
doit être plus souvent l'exception que la règle, et ne
doit-on pas laisser à la prudence et à la sagacité de
l'homme de l'art, qui aura balancé mûrement les
chances favorables ou contraires, la liberté d'agir en
vue d'un danger à venir ou d'attendre pour ne pas
augmenter un danger présent ?

On a regardé encore comme une contre-indication
de l'accouchement prématuré la mauvaise position
du fœtus dans le sein de la mère, d'autant plus fréquente, nous l'avons dit déjà dans la première partie
de notre travail, que la grossesse est moins avancée.
Mais cette circonstance ne pouvant presque jamais
être constatée de prime abord, faudrait-il dans
l'incertitude renoncer aux avantages de l'opération ?

Nous ne le croyons pas, car il reste à l'accoucheur la ressource de la version pour changer une position vicieuse en une bonne.

La contre-indication que quelques auteurs ont trouvée dans la grossesse double ne mérite pas de nous arrêter davantage, puisqu'on ne la reconnaît dans la plupart des cas que quand un premier enfant est né ; tout au plus conviendrait-il, d'ailleurs, si on avait reconnu l'existence de deux fœtus, de retarder le moment de l'opération, parce que, à terme égal, les jumeaux sont toujours un peu moins développés qu'un enfant qui occupe seul l'utérus.

Nous ne citerons que pour mémoire l'état maladif du fœtus que l'auscultation des bruits du cœur pourra rendre manifeste quelquefois. (Laborie, *Union méd.*, 1847.) Nous n'avons pas besoin de dire combien cette contre-indication nous paraît incertaine. Quant aux vices de conformation augmentant le volume du fœtus, ou menaçant son existence, qu'on aurait pu reconnaître *à priori*, ce qui nous paraît bien douteux, au lieu d'y voir, comme l'auteur que nous venons de citer, une contre-indication, nous n'y voyons au contraire qu'une indication d'agir plus promptement.

Enfin, un grand nombre d'accoucheurs ont rejeté l'emploi de la provocation de l'accouchement chez les primipares. L'étroitesse de l'orifice utérin, et partant la difficulté de l'opération, forment la principale objection sur laquelle on s'est fondé pour repousser cette méthode dans ces cas-là ; il n'est pas douteux, en effet, que la dilatation du col est obtenue plus difficilement, mais il ne peut cependant y avoir d'obstacle bien sérieux chez une femme enceinte (Velpeau, *loc. cit.*), et les observations publiées en France par MM. Villeneuve, Chailly, etc., qui ont pratiqué avec succès cette opération dans des premières grossesses, répondent éloquemment aux craintes exprimées à ce sujet. Les accoucheurs étrangers ont fait au reste, depuis longtemps, justice de cette prétendue contre-indication. Sur les 34 accouchements prématurés cités dans le *Journal général de médecine*, d'après des observations publiées en Allemagne et en Hollande, 19 cas se rapportent à des femmes primipares.

Dans le cas spécial d'angustie pelvienne, cependant, quelques observations heureuses d'accouchement à terme chez des primipares dont le bassin avait paru rétréci, ont jeté des doutes sur la convenance de l'opération. C'est pourquoi Joerg veut que dans ces circonstances l'accoucheur attende, pour s'éclairer, l'expérience de deux accouchements antérieurs. M. Dezeimeris (*Dict. de méd.*, en 30 vol.) veut, avec beaucoup d'autres accoucheurs, qu'on se contente d'une seule épreuve. Quant à nous, sans nier quelques faits extraordinaires et exceptionnels, nous croyons que l'homme de l'art n'a pas le droit de compter sur des miracles, et toutes les fois que la mensuration des diamètres du bassin, chez une pri—

mipare, lui fera constater une diminution qui ne permet pas le passage d'un enfant à terme, c'est-à-dire quand le diamètre antéro-postérieur aura moins de 8 centimètres 1/2 (3 pouces 1 ligne), nous conseillerons, avec MM. Velpeau, Stoltz, Villeneuve, etc., la pratique de l'accouchement prématuré artificiel. A 8 centimètres 1/2 nous attendrons qu'une première grossesse vienne nous fournir des indications pour une grossesse subséquente.

CHAPITRE III.

ÉPOQUE A LAQUELLE ON DOIT PRATIQUER L'ACCOUCHEMENT
PRÉMATURÉ ARTIFICIEL.

D'après notre définition de l'accouchement prématuré artificiel, cette opération ne doit être pratiquée que dans un but de conservation pour la mère et pour l'enfant; la condition *sine quâ non* de son emploi est, par conséquent, que le fœtus soit viable, et la viabilité ne peut être admise, on le sait, avant sept mois révolus; c'est donc à partir du septième mois révolu seulement qu'on peut songer à la pratiquer. Mais, du septième mois au neuvième, le moment ne peut être fixé d'une manière invariable, car il dépend essentiellement des cas pour lesquels on a recours à cette opération. Cependant il sera bien, peut-être, de tenir compte, en général, dans cette détermination, de certaines circonstances qui, tout hypothétiques qu'elles paraissent, méritent pourtant de fixer l'attention. On se souvient de ce que nous avons dit, à propos des naissances tardives, du rapport qui semble exister entre la durée de la grossesse et l'intervalle plus ou moins long des périodes menstruelles. M. Leray (*Gaz. médic. de Paris*, 1847) a, dans le même ordre d'idées, formulé une loi qui serait susceptible, bien souvent, d'une application pratique dans l'opération qui nous occupe. Cet auteur attribue l'accouchement à la même cause instinctive et innée qui fait que tous les mois, à peu près à la même époque, les vaisseaux utérins s'engorgent de sang, et que l'utérus se contracte à chaque fois pour l'expulser. Dans 78 accouchements, en effet, il a constaté que la parturition correspondait d'une manière constante aux époques menstruelles, ou aux sept jours qui les suivent. D'après cette coïncidence, la pratique de l'accouchement prématuré artificiel serait prescrite d'avance, et fixée au temps où la nature est disposée à seconder l'opération, c'est-à-dire à une époque correspondant aux périodes menstruelles, puisque alors les contractions utérines se prêteraient avec plus d'énergie au travail intempestif qu'on exige d'elle. Nous n'insisterons pas davantage sur cette vue ingénieuse que l'époque où ont lieu la plupart des avortements semble confirmer, jusqu'à un certain point, et nous nous contenterons de donner aux praticiens le conseil de l'avoir en considération, toutes les fois que la chose sera possible.

Dans l'angustie pelvienne, l'époque à laquelle on doit opérer dépendant uniquement des rapports existant entre les dimensions du bassin de la femme qu'on opère, et celles de la tête ordinaire d'un fœtus, aux diverses époques de la vie intra-utérine, il est assez facile d'établir des règles approximatives qui permettent de concilier les intérêts de la mère et de l'enfant. Ces intérêts sont, nous l'avons dit, opposés ; car s'il est vrai, d'un côté, que chaque jour le fœtus acquiert de nouvelles chances de vie, son accroissement, d'un autre côté, rend chaque jour plus grands, pour la mère, les dangers de la parturition. Il ne faut donc pratiquer l'opération ni trop tôt ni trop tard, et, d'après les données qu'a fournies l'observation, et qu'elle a si souvent justifiées, nous croyons qu'on peut établir que, lorsque la femme a un diamètre sacro-pubien de 7 centimètres (2 pouces 6 lignes) on doit opérer, de la 31e à la 32e semaine (7 mois 7 jours à 7 mois 1/2) ; de la 33e semaine à la 34e (7 mois 21 jours à 8 mois), quand le diamètre sacro-pubien est de 8 centimètres (2 pouces 11 lignes) ; et enfin de la 35e à la 37e semaine (8 mois 7 jours à 8 mois 21 jours), quand il est au-dessus de ce chiffre.

Les Allemands, avec leur exagération de prudence, admettent, avec Ritgen, qu'avec un diamètre de 75 millimètres on doit opérer au moins à la 31e semaine ; quant à nous, si l'on se rapporte aux dimensions moyennes de la tête du fœtus que nous avons données dans la 1re section du chapitre des indications (article 1er, *Angustie pelvienne*), on verra que nous nous contentons de devancer d'une semaine l'époque où l'accouchement serait rigoureusement possible, d'après la comparaison du diamètre de la tête de l'enfant et de celui du bassin. Cette part, que nous faisons à l'imprévu et à l'erreur, nous paraît suffisante, et nous croyons qu'il n'y a pas trop de hardiesse à conseiller la pratique de l'accouchement prématuré artificiel,

De la 31e à la 32e semaine, pour un diamètre de 7 centimètres ;
— 33e — 34e   —   —   de 8
— 35e — 37e   —   —   au-dessus de ce chiffre ;

Puisque ce n'est que

De la 32e à la 33e semaine que la tête du fœtus acquiert 7 centim.
— 34e — 35e   —   —   8
— 36e — 37e   —   —   8 1/2

On ne perdra, du reste, jamais de vue ce que nous avons dit déjà, c'est que ces calculs ne sont qu'approximatifs, et qu'il n'est, par conséquent, pas toujours possible d'éviter une méprise ; « mais l'expérience est là pour prouver que ces difficultés sont loin d'être insurmontables. » (Stoltz, *loc. cit.*) Et l'on aurait au moins, le cas échéant, la consolation d'avoir satisfait à toutes les exigences de la prudence humaine.

On agirait de même, et avec plus de sécurité encore, dans le cas où l'excès de volume de l'enfant, dans des grossesses antérieures ayant eu une fâcheuse issue, déterminerait à recourir à la provocation de l'accouchement. Les dimensions de la tête du fœtus précédent serviraient de règle, et ce terme de comparaison serait en général plus sûr que la moyenne que nous avons donnée.

Pour les autres cas où l'emploi de l'accouchement

prématuré artificiel est d'ordinaire réclamé impérieusement par des accidents assez graves pour compromettre la vie de la mère et de l'enfant, ou la vie de l'un ou de l'autre à la fois, le moment le plus propice pour l'opération sera déterminé par les accidents eux-mêmes auxquels il est urgent de parer.

TROISIÈME PARTIE.

CHAPITRE PREMIER.

MOYENS DE DÉTERMINER L'ACCOUCHEMENT PRÉMATURÉ.

Quoique la pratique de l'accouchement prématuré artificiel soit de date assez récente, les procédés qu'on emploie pour la pratiquer sont déjà très-nombreux. On peut les rapporter tous à deux méthodes générales, et ranger d'un côté ceux qui ont pour but d'amener les contractions utérines avant l'écoulement du liquide amniotique, et d'un autre côté ceux qui consistent à percer les membranes avant le développement des contractions, et à évacuer les eaux dans le but de les exciter. Qu'on emploie, du reste, l'une ou l'autre de ces méthodes que nous allons exposer tout à l'heure, on aura soin, si les circonstances le permettent, de préparer d'avance les organes génitaux, et de les assouplir pour les rendre aptes à la dilatation qu'ils vont subir.

Art. Ier. — Moyens préparatoires.

Ces premiers moyens, d'une utilité incontestable, sont :

1° La saignée qu'on répétera plusieurs fois, à des intervalles plus ou moins éloignés, suivant la force et le tempérament du sujet.

2° Les bains et les fumigations émollientes qu'on emploiera, dans le but de relâcher les tissus, toutes les fois que leur usage ne sera pas formellement contre-indiqué. M. Stoltz (*loc. cit.*) conseille d'en commencer l'usage un mois avant le terme fixé pour l'opération, et de les répéter plus ou moins souvent ; puis, à l'approche de l'époque décisive, de faire des injections vaginales émollientes renouvelées plusieurs fois par jour.

3° Enfin, les frictions sur le col faites avec une pommade dans laquelle entrera pour une grande part l'extrait de belladone, dans la vue de relâcher les fibres du col, de prévenir leur contraction spasmodique, et de faciliter ainsi sa dilatation.

On recommandera en même temps aux femmes, dans les cas d'angustie pelvienne, une grande sobriété, et on leur défendra l'usage d'aliments trop nourrissants ; quoique le régime ne nous paraisse point une ressource de l'art dans ces cas-là, on ne doit pas le rejeter complétement. Il en est de même des purgatifs qui, d'après M. Stoltz, lorsqu'ils sont employés avec modération, peuvent être de quelque secours.

Venons-en maintenant à l'opération elle-même.

ART. II. — Procédés consistant à évacuer les eaux avant le développement des contractions utérines.

La méthode qui consiste à évacuer le liquide am-

niotique avant le développement des contractions
utérines, est la première, dans l'ordre chronologique,
des méthodes appliquées à l'accouchement prématuré
artificiel proprement dit. Connue, dans la science,
sous le nom de méthode de Thompson et de Con-
quest, elle est restée dans la pratique, et c'est encore
à elle qu'on a recours bien souvent, quand, dans un
état grave de la mère, on est pressé de débarrasser
l'utérus du produit de la conception.

Pour la pratiquer, on s'est tour à tour servi d'une
sonde à dard, d'un trocart, d'une algalie de femme, du
premier objet qui tombait sous la main, d'un crayon,
d'une plume d'oie taillée en biseau, du doigt avec
lequel on a quelquefois usé ou déchiré les membranes, mais comme ces moyens peuvent être souvent, les uns dangereux, parce qu'ils exposent à blesser l'enfant ou les parties de la mère, et les autres
insuffisants, on emploie depuis longtemps des instruments particuliers que l'industrie des accoucheurs a rendus de plus en plus commodes et inof-
fensifs.

Maï, le premier, se servit d'une canule dans laquelle glissait une aiguille.

Wenzel imagina ensuite un instrument composé
d'une canule courbée suivant l'axe du bassin, et d'un
mandrin terminé en forme de trocart, qu'il faisait
saillir à l'extrémité de la canule, en pressant sur le
bout opposé.

Siebold modifia cet instrument pour en faciliter

l'introduction : il donna au bout de la canule la forme d'une petite olive dont le mandrin, terminé par une extrémité arrondie, remplissait parfaitement l'orifice. Quand la canule était en place, il retirait le mandrin et le remplaçait par un autre terminé en trocart. Cet instrument, dont le bec était parfaitement mousse, remplaça avantageusement l'instrument de Wenzel, dont la canule présentait toujours les bords tranchants de son orifice. Aussi tous les accoucheurs l'ont-ils adopté. L'instrument de M. Stoltz, d'après la description qu'il en a donnée (*loc. cit.*), n'en diffère pas sensiblement ; il a seulement, au moyen d'un bouton plat qui arrête le trocart au pavillon de la sonde, empêché qu'il fît hors de la canule une saillie de plus de deux lignes.

On a conseillé de donner à la femme, pour l'introduction de cet instrument, des positions très-diverses. Les Anglais la font coucher sur le côté gauche ; les Allemands sur le dos, comme pour l'accouchement ; d'autres accoucheurs la font placer debout, comme pour le toucher, afin que le segment inférieur de la matrice soit rapproché le plus possible du doigt explorateur. Cette situation nous paraît la meilleure ; car l'utérus est quelquefois assez élevé pour qu'il soit difficile d'en atteindre le col, et cette position de la femme, combinée avec une pression modérée exercée sur le fond de la matrice, remédie assez bien à cet inconvénient.

Quelle que soit au reste la position qu'on donne à

la femme, un ou deux doigts de la main gauche, introduits dans le vagin, fixent le col de la matrice dont on a préalablement reconnu la direction, la consistance et la dilatation, et ils servent de conducteurs à l'instrument que l'on introduit de la main droite. La canule qu'on a, d'avance, enduite d'un corps gras, traverse avec précaution la portion du col non effacée et arrive ainsi jusqu'aux membranes, dont elle opère l'ouverture à l'aide du trocart qui a remplacé le mandrin mousse. Le trocart enlevé, on laisse s'écouler une certaine quantité de liquide amniotique par la canule qu'on retire à son tour.

Deux règles sont importantes dans l'introduction de cet instrument : la première est de l'arrêter si la femme accuse des douleurs, car cela indique qu'on a fait fausse route; la seconde est de ne faire agir l'instrument qu'autant qu'on aura senti les membranes à l'orifice interne du col de l'utérus ; et, dans le cas où la saillie du trocart ne serait pas limitée, comme dans l'instrument de M. Stoltz, d'arrêter l'instrument dès qu'on éprouvera la sensation d'une difficulté vaincue, dans la crainte de blesser le fœtus.

Parmi les partisans de cette méthode à laquelle on a souvent recours en Angleterre, et qu'emploient presque exclusivement en Allemagne, MM. d'Outrepont, Seulen, Schallemmuler, etc., quelques-uns veulent, comme J. Clarke, qu'on évacue les eaux tout d'un coup, parce que les contractions utérines s'établissant ainsi plus rapidement, l'accouchement est terminé plus tôt, et par conséquent l'enfant court moins de dangers : c'est même pour arriver à ce résultat que M. Kluge a eu l'idée d'adapter à la canule une seringue dans laquelle on fait le vide en retirant le piston, et qui permet ainsi d'évacuer aisément une grande partie du liquide amniotique. D'autres accoucheurs, au contraire, recommandent, avec S. Merriman, Wenzel, Ritgen, Siebold, Salomon, de Leyde, Ferrario et Fœdéré, de ne les faire écouler qu'avec lenteur, et voici les raisons sur lesquelles ils s'appuient. Quand une certaine quantité de liquide est évacuée, on est sûr de voir la matrice entrer en contraction pour combler le vide qui s'est opéré. Cependant le travail de l'enfantement ne commence pas immédiatement après la ponction, et, à supposer qu'il commence, on le voit souvent marcher avec une telle lenteur qu'on doit redouter que la compression de l'utérus ne produise sur la circulation du fœtus un effet nuisible, et ne devienne souvent pour lui une cause de mort. M. Velpeau (*loc. cit.*) a combattu ainsi cette opinion : « Par une simple ponction, dit ce professeur, le vide opéré dans l'utérus est si peu de chose qu'il n'en résulte aucune réaction. La crainte de voir l'œuf se vider en entier n'est pas fondée ; quelque large que soit l'ouverture des membranes, les eaux ne s'écouleront qu'en partie tant que les contractions resteront faibles, et dès que les contractions sont dans toute leur force, le fœtus n'a plus besoin d'être protégé par le liquide amniotique. »

Quelle que soit la valeur de ces arguments, ils n'ont pas convaincu tous les praticiens, et c'est dans le but de prémunir le fœtus contre les dangers que pourrait lui faire courir une évacuation trop prompte des eaux que MM. Meissner, de Leipzig (*loc. cit.*), et Villeneuve, de Marseille (*loc. cit.*), ont inventé chacun un instrument qui pare à cet inconvénient, en permettant de pratiquer la ponction à la partie supérieure de l'œuf.

L'instrument de M. Meissner se compose d'une canule longue de 0,325 millimètres, épaisse de 4, et exactement courbée comme un arc de cercle dont le diamètre aurait 405 millimètres. Dans cette canule, comme dans celles dont nous avons parlé ci-dessus, on glisse successivement deux mandrins terminés, l'un, par un bouton arrondi, et l'autre, par un dard, à leur extrémité ; sur la convexité de la sonde est soudé un anneau qui sert en même temps à la fixer et à connaître la direction de son bec.

On introduit cet instrument comme celui de Siebold ou de Stoltz, sa convexité répondant à la concavité du sacrum, jusqu'à ce qu'on ait franchi l'orifice supérieur du col. Une fois que le bout de la sonde a dépassé cette partie, on peut la faire glisser avec la plus grande facilité entre les parois de l'utérus et les membranes de l'œuf, sans trop largement décoller ces dernières. Lorsque l'extrémité de la sonde est arrivée à la hauteur d'environ 271 millimètres au-dessus du col, on presse l'anneau de la canule vers le périnée, afin de s'assurer sur quelle partie appuie le bec de l'instrument. Si c'est un corps résistant qui ferait présumer qu'on touche une partie du fœtus, on déplace le bout jusqu'à ce qu'on trouve un point élastique et fluctuant qui prouve qu'on est sur la poche des eaux. On retire alors le mandrin mousse, et on enfonce le trocart qui est retiré à son tour, pour laisser une cuillerée environ du liquide s'écouler par la canule. On enlève alors la sonde, et on peut permettre à la femme de marcher, de s'asseoir ou de se coucher à volonté. Peu à peu il s'écoule, goutte à goutte, de petites quantités de liquide qui préparent les voies, et 24, 48 heures après la ponction, les contractions se déclarent.

Le *perce-membrane* de M. Villeneuve, de Marseille, présente une réelle et importante amélioration sur celui de M. Meissner. Il a la forme d'une sonde d'homme ordinaire et est composé de deux parties : l'une extérieure, longue de 30 centimètres, est une canule en argent, tronquée à son extrémité ; l'autre intérieure, est un stylet ou mandrin en acier, long de 38 centimètres, simple dans la plus grande partie de son étendue, qui se divise à son extrémité en deux branches élastiques qui se tiennent écartées l'une de l'autre. Une de ces branches présente un crochet et l'autre deux ; ces crochets dirigés horizontalement s'engrènent parfaitement ensemble par le rapprochement des deux branches, à la façon des pinces de Museux. L'extrémité externe du mandrin est vissée à un anneau.

L'application de l'instrument de M. Villeneuve est la même que celle que nous avons indiquée pour la sonde de M. Meissner, sauf, qu'au lieu de retirer le mandrin pour y substituer un trocart, on se contente de faire sortir de la canule, en pressant sur l'anneau, les branches du mandrin qui s'écartent, et qu'on les fait rentrer dans cette même canule après avoir pincé et accroché les membranes. L'opération est ainsi bien simplifiée. Mais ce n'est pas le seul avantage que présente le *perce-membrane*. Par la direction horizontale des mors de la pince dont il est armé, il rend impossible presque, fût-il même entre les mains d'un opérateur inhabile, la lésion des parties du fœtus, tandis que, avec l'instrument de M. Meissner, on peut être exposé à percer une fontanelle, si les membranes sont immédiatement appliquées sur l'enfant. La fluctuation du point qui doit être percé n'a pas besoin ici d'être constatée d'une manière aussi précise, et l'on présume quelle doit être souvent la difficulté qu'on trouve à établir cette fluctuation et à distinguer, par exemple, un point de l'œuf distendu par l'eau de l'amnios d'un point occupé par le placenta. Cette erreur a été commise par un accoucheur expérimenté, M. Kiwisch, professeur à Wurtzbourg, qui, opérant une femme, le 8 mai 1846, par le procédé de M. Meissner, ne parvint à faire monter la canule qu'à la hauteur de 138 millimètres. Après la ponction il ne s'écoula qu'un peu de sang et de sérosité ; il avait blessé le placenta, et comme il craignait un décollement, il dut recourir à la ponction directe pour terminer l'accouchement. (*Vierteljahrsschrift für die practische Heilkunde*, 1847.)

Le *perce-membrane* de M. Villeneuve, qui permet de faire la ponction aussi haut que l'instrument de M. Meissner et qui expose bien moins par son mécanisme à de pareils accidents, doit toujours être préféré à la sonde de ce dernier chirurgien ; mais ces procédés n'échappent ni l'un ni l'autre aux reproches dont la ponction simple et directe elle-même n'est pas toujours exempte ; c'est d'être insuffisants, et de ne susciter dans certains cas que des contractions utérines si faibles qu'elles s'arrêtent bientôt et obligent de recourir à une nouvelle ponction, comme l'a fait Reicke (Velpeau, *loc. cit.*), qui dans un cas fut obligé de revenir trois fois à la ponction directe, le 3 août, le 9 et le 17 septembre 1823.

Si l'on joint à ces inconvénients de la ponction des membranes, par quelque procédé qu'elle soit faite, que la ponction directe expose au danger d'opérer, par l'évacuation prompte du liquide, un vide assez grand dans la matrice pour que l'enfant en soit victime, on comprendra que les accoucheurs se soient dès longtemps préoccupés de trouver des moyens qui développent les contractions utérines avant l'écoulement du liquide amniotique, de telle sorte que la rupture de la poche des eaux, quand elle ne se fera pas naturellement, devienne entre leurs mains une ressource puissante pour terminer rapidement le travail.

On a tenté d'atteindre ce but par deux sortes de
moyens : les uns, indirects et purement dynamiques,
sont empruntés à la thérapeutique, et consistent dans
les excitants spéciaux du système utérin ; les autres,
directs, déterminent les contractions de la matrice
par une excitation purement locale des fibres de cet
organe. Nous allons successivement passer en revue
ces deux ordres de moyens.

Iʳᵉ SECTION. — Moyens indirects.

Les emménagogues sont rejetés depuis longtemps
de la pratique de l'accouchement prématuré artificiel
comme des moyens infidèles et dangereux. Il en est
de même des purgatifs drastiques. Le seigle ergoté
seul parmi les moyens de cet ordre conserve quelque
crédit. Deux fois M. Paterson (*London Medical Gazette*, juin 1839) a employé avec succès cet agent
thérapeutique pour provoquer l'accouchement d'après
la formule suivante :

> Pr. : Seigle ergoté.............. 15 grammes.
> Eau bouillante............... 720

Faites infuser et ajoutez :

> Sirop simple............... 30 grammes.
> A prendre 60 grammes de cette infusion toutes les trois heures.

Dans la seconde observation publiée par cet auteur,
la femme a accouché le cinquième jour à compter de

la première prise de seigle ergoté. Elle a été purgée deux fois dans cet intervalle, et a pris la dose énorme de 130 grammes d'ergot de seigle sans que ni elle ni l'enfant en aient éprouvé d'accident ; 24 grammes avaient suffi dans le premier cas.

M. Van-Wageninge, de Rotterdam (*Annales de la Société médico-chirurgicale de Bruges*, 1847, 3ᵉ livraison), a publié une observation, la seconde de sa pratique d'accouchement provoqué par un moyen identique. Il a employé les pilules suivantes :

Pr. : Osmazome sperméod. (ergoline·.
        Seigle ergoté, de chaque.... 7 gr. 80 cent.
        Aloès socotrin............. 1   30
Faites 60 pilules.
8 à 16 par jour.

L'accouchement a eu lieu par ce moyen seul une fois en 12 jours, une seconde fois en 6 jours. Il a échoué dans une troisième tentative.

Dans deux cas où M. Lehmann, professeur à Amsterdam, a essayé de ce moyen (*Beschonwingen over de door hunst verwecke baring*, Amsterdam, 1848), il n'a réussi qu'à déterminer de légères douleurs, de la diarrhée, du ténesme, de la dysurie, un ramollissement et une légère dilatation du col et a dû recourir à une autre méthode.

Bien avant ces auteurs, F. Ramsbotham avait essayé cette méthode, et publié des résultats très-peu favorables pour l'enfant, dans l'accouchement prématuré provoqué à l'aide de l'ergot de seigle. Sur

26 cas, 4 enfants seulement avaient été sauvés, tandis que la rupture des membranes lui avait donné 19 succès sur 37 opérations. Des 22 enfants de la première série qui n'avaient pas vécu, 14 étaient nés morts ; des 12 nés vivants, 1 était mort presque aussitôt, après version faite pour présentation de l'épaule, 3 une heure après sans convulsions, 4 de convulsions, six, dix, quinze et trente-six heures après leur naissance. Hoffmann, produisant en 1847 une statistique plus étendue qui comprend d'ailleurs la précédente, donne le résumé de 45 cas sur lesquels 38 fois l'état des enfants est mentionné. Sur ces 38, 15 sont nés morts, 23 vivants. Parmi ces derniers il en est 5 dont le sort ultérieur n'est pas indiqué ; des 18 autres 12 n'ont pas vécu au delà de trente-six heures. En résumé, 27 morts au moins sur 38 cas ! (Danyau, *Rapport à l'Académie de médecine, sur l'influence du seigle ergoté*, en réponse à une lettre de M. le Préfet de la Seine, séance du 1er octobre 1850.)

Quel que soit le mode d'action du seigle ergoté, qu'il agisse sur la vie du fœtus par la contraction tétanique continue de l'utérus, comme le pense M. Dubois, et l'admettent avec lui la plupart des accoucheurs français, qu'on suppose avec M. Spitzer que le seigle ergoté agissant en décongestionnant la matrice finit par porter atteinte à la circulation fœtale, qu'on lui attribue, comme l'accoucheur anglais que nous ayons cité, une action toxique sur l'enfant, peu

importe : de pareils faits, malgré les quatre observations heureuses d'accouchement provoqué par
le seigle ergoté, sont une condamnation éclatante
de cette méthode à laquelle il serait imprudent de
recourir désormais.

IIᵉ SECTION. — Moyens directs.

Les procédés qui agissent par une excitation locale
doivent être distingués en deux classes, suivant qu'ils
agissent en dehors de la matrice, ou qu'ils pénètrent
dans cet organe pour déterminer les contractions
utérines.

§ Iᵉʳ. — Moyens agissant en dehors de l'organe utérin.

Ce sont :

1° *Les frictions exercées sur le fond et sur les côtés
de la matrice* , que **M.** d'Outrepont a conseillées
d'abord comme suffisantes pour déterminer la matrice à entrer en contraction (*Bulletin de Férussac,
t. XV*), mais elles sont aussi inefficaces que les chatouillements et les frictions sur le col utérin préconisés ensuite par Ritgen : aussi ne doit-on plus considérer ces moyens que comme accessoires, et ne les
employer, comme l'ont fait depuis ces accoucheurs
eux-mêmes, qu'à titre de préparation ;

2° *L'électricité et le galvanisme.* Scheiber a vanté,
et Hœniger et Jacoby ont essayé l'électricité, Darrington et Simpson ont employé le galvanisme, mais sans
en obtenir d'autre résultat que des douleurs passagères ;

3° *L'introduction dans le vagin et le maintien contre le col utérin d'une vessie pleine d'eau ou de décoction de seigle ergoté.* On se demande quel résultat on peut attendre d'un pareil moyen. Il a été conseillé par Huter;

4° *Le tamponnement du vagin.* Malgré le succès obtenu par M. Schœller, de Berlin, le 11 octobre 1842, en présence de M. le professeur Nægelé, cette méthode doit inspirer peu de confiance; non pas que nous craignions, avec quelques auteurs, que ce moyen ne produise une excitation trop vive; ce qu'on a observé dans un grand nombre de cas où le tamponnement a dû être employé pour remédier à des hémorrhagies utérines, ne nous laisse aucun doute sur son inno-cuité; mais nous sommes convaincu de son insuffi-sance. Nous voyons, en effet, dans un nouveau cas, en mars 1843, l'auteur lui-même de ce procédé obligé de recourir au seigle ergoté. Neuf jours ont été nécessaires, pendant lesquels la femme a souffert plus ou moins vivement. Au bout de quatre jours la souplesse de l'orifice était l'unique résultat d'une aussi longue gêne, et, sans l'administration de l'ergot de seigle, il est probable que l'utérus serait resté dans l'état de repos dont il était à peine sorti. D'après M. Ettinger (*Observ. obstétric.*, 1844), le tampon qui reste sans effet le plus souvent, quand il est enduit d'un corps gras, aurait, lorsqu'il est sec, et que son action devient, par là, plus énergique, le grave inconvénient de dessécher, d'irriter et même d'enflammer le vagin ; les cas cités par cet auteur, deux observations rapportées par M. d'Outrepont (*Neue Zeitsch. f. geb.*, XVII, 13), sont au reste des exemples remarquables d'insuccès de cette méthode bien décidément infidèle, et contre laquelle l'opinion se prononce de plus en plus ;

5° *Les douches d'eau chaude* de 33° à 40° Réaumur portées sur le col utérin, et répétées trois ou quatre fois par jour pendant un quart d'heure, soit avec un clysopompe, soit avec une seringue à injection, soit avec l'irrigateur utérin de M. Éguisier, soit enfin avec l'appareil qu'a décrit M. Campbell dans le travail qu'il a publié sur ce sujet (*Moniteur des hôpitaux*, t. I, 1853), appareil qui consiste en un réservoir d'eau de trois à quatre litres de contenance, fixé à six pieds au-dessus du lit, et portant, à sa partie inférieure, un tuyau flexible muni d'un robinet près de son extrémité libre, et terminé par une canule en gomme élastique.

Quel que soit celui de ces moyens qu'on emploie, et nous donnons au clysopompe la préférence sur tous les autres parce qu'il a une action suffisante et qu'on a la plus grande facilité à se le procurer, l'opérateur fait placer la femme sur le bord du lit, les jambes écartées et les pieds appuyés sur des chaises. Alors, tenant de la main droite l'extrémité du tuyau, il introduit l'index de la main gauche jusqu'au col de l'utérus sur lequel il dirige la canule, et la douche commence.

Cette méthode, la plus récente de toutes celles qu'on a proposées pour la provocation de l'accouchement, est aussi la plus simple et la plus facile. Elle compte déjà de nombreux succès.

M. Kiwisch von Rotterau, de Wurtzbourg, qui l'a le premier préconisée, en 1846, a publié 10 cas dans lesquels on a employé de 4 à 18 douches, et où le travail a duré de 1 à 7 jours. Il y a eu 5 succès complets, 4 métro-péritonites, dont 2 amenèrent la mort, et 1 cas de mort par hernie étranglée. Mais il régnait une épidémie de fièvres puerpérales au moment où ces opérations ont été pratiquées, circonstance qui atténue bien ce que ces résultats présentent de défavorable au premier abord. (Lehmann, *loc. cit.*) Depuis, M. Staenglmayr a publié, dans le *Medicinische Correspondenz Blatt* de Bavière, une observation d'accouchement prématuré artificiel provoqué par cette méthode. Les injections furent commencées le 1ᵉʳ mai 1849 ; le 6 mai, le col était ouvert de l'étendue d'une pièce de six livres. Deux prises de seigle ergoté de 75 centigrammes, et la rupture des membranes, amenèrent bientôt l'accouchement avec un double succès pour la mère et pour l'enfant.

M. le docteur Bourgeois, d'Amiens, dans un cas d'éclampsie dont nous avons déjà parlé, a pratiqué aussi l'accouchement prématuré artificiel par le même procédé, le 27 mai 1853 ; le travail a commencé en quatre heures, l'enfant était mort.

M. le docteur Aubinais en a communiqué une autre observation à la Société de médecine de Nantes (*Journal de médecine et de chirurgie pratique*, 1854, n° de février) ; dans ce fait, tiré de la pratique de M. Laval, l'accouchement fut opéré avec succès pour la mère et pour l'enfant. La première douche fut donnée le 9 juin 1853, à onze heures du matin, et le travail commença dans la nuit du 10 au 11.

M. le professeur Dubois, de son côté, a eu recours cinq fois à ce moyen à l'hôpital des Cliniques, une fois dans un cas de travail prolongé par inertie de la matrice, et quatre fois pour provoquer l'accouchement dans des cas de rétrécissement du bassin. Toujours l'effet en a été aussi satisfaisant qu'on pouvait l'espérer, et il n'en est pas résulté le moindre inconvénient. (*Gaz. des hôp.*, 1854.) Dans une des observations d'accouchement prématuré artificiel, trois douches suffirent, dans un autre, chez la même femme, de nouveau enceinte, ce ne fut qu'à la neuvième douche que la matrice commença à entrer en contraction, mais cette lenteur d'action n'était due qu'à une légère déviation de l'utérus par la suite de laquelle le col étant porté en avant, les douches n'arrivaient que sur la paroi postérieure de l'utérus. Dès que M. Dubois eut constaté cette disposition, il fit diriger la canule de l'instrument de manière à ce que la colonne d'eau frappât directement sur l'orifice même du col, et la matrice entra en action presque immédiatement. On voit par là combien il est essentiel de s'assurer d'avance de l'état des parties, et quels services pourrait rendre, dans certains cas, le spéculum, au moyen duquel le col ramené dans l'axe du bassin serait maintenu sous la douche.

Enfin, pour terminer cette énumération, dont la nouveauté et l'efficacité de cette méthode justifient peut-être et la longueur et les détails, nous citerons encore une dernière observation d'accouchement prématuré artificiel, obtenu par le même moyen à la clinique de la Maternité de Marseille. Le 28 novembre 1854, à quatre heures du soir, les premières douches furent données par M. Villeneuve pendant dix minutes; elles furent répétées le lendemain matin à neuf heures, et le 30, à neuf heures du matin, l'accoument avait lieu. La mère et l'enfant furent sauvés.

§ II. — Moyens agissant par la pénétration d'un corps étranger dans la matrice.

Ces moyens agissent de deux façons, tantôt en dilatant le col de l'utérus, tantôt en décollant les membranes.

1° Moyens agissant par le décollement des membranes.

Un grand nombre de procédés ont été employés pour obtenir ce résultat. Celui de Hamilton, d'Edimbourg, n'est qu'une reproduction de celui de Puzos. Il consiste à introduire le doigt dans l'orifice utérin et à le porter aussi haut que possible entre les parois de l'utérus et les membranes, afin de décoller celles-ci sans les rompre. Cette méthode a plusieurs inconvénients. D'abord il est quelquefois impossible de porter le doigt assez haut, tant l'utérus est élevé, dans les cas de rétrécissement du bassin ; en second lieu le col n'est pas toujours assez ramolli, chez les primipares surtout, ni l'orifice assez largement ouvert dans le huitième mois de la grossesse, pour permettre l'introduction du doigt ; enfin il paraîtrait, d'après une observation de Kluge, et une autre de Riecke, de Tubingue, rapportées dans les Archives médicales, que l'établissement des contractions est très-lent par ce procédé. Il est pourtant encore très-employé en Angleterre, et c'est à lui qu'a eu recours M. Ashwel dans les observations que nous avons citées de lui.

Frappés des difficultés et des inconvénients de ce procédé, Riecke, Mampe, Billeter, Pfenniger, Campbell, ont eu l'idée de remplacer le doigt par une sonde en gomme élastique, et M. Zuidhoek, accoucheur hollandais, par une bougie en cire d'une longueur de 24 centimètres et de 5 à 7 millimètres d'épaisseur. Cette bougie est introduite dans le col de l'utérus et poussée au-dessus de l'orifice utérin interne, entre la surface extérieure des membranes du fœtus et la face interne et antérieure de la matrice, à une hauteur de 16 à 20 centimètres, pour être retirée immédiatement après son introduction. La bougie décolle les membranes dans une grande étendue et excite directement les nerfs moteurs de l'utérus, sans provoquer l'écoulement prématuré des eaux.

Ce procédé que M. Lehmann, professeur de la clinique d'accouchement d'Amsterdam (*loc. cit.*), préfère à tous les autres, et dont M. Rodenberg (*Mémoire et observations sur l'accouchement prématuré artificiel*, Paris, 1852) a préconisé les avantages, n'est pas d'une efficacité constante. Aussi le premier de ces auteurs conseille-t-il, lorsque l'expulsion de l'œuf n'a pas eu lieu après quarante-huit ou soixante-douze heures au plus, de réintroduire la bougie.

C'est à le rendre plus sûr et plus complet que s'est appliqué M. Cohen, de Hambourg. (*Neue Zeitschrift für geb.*, XXI, 119). Frappé des phénomènes qui s'étaient offerts à son observation, à la suite d'injections intra-utérines d'eau de goudron pratiquées pour guérir des affections opiniâtres de la matrice, phénomènes qu'il n'attribuait qu'à une excitation de la contractilité utérine, il a eu la pensée qu'il pourrait en être de même pour l'utérus gravide. La déduction était d'autant plus légitime que la contractilité de l'organe, développée par la grossesse, est alors plus facilement mise en jeu et que ce développement permet d'espérer, au lieu d'un spasme douloureux, des contractions régulières et efficaces. C'est en partant de ces présomptions qu'il a pratiqué et décrit, en 1847, le procédé qui porte son nom et que nous allons donner avec détail.

Il se sert d'une petite seringue ordinaire, en étain, contenant de 60 à 75 grammes d'eau de goudron, et dont la canule, longue de 22 à 25 centimètres et épaisse de 3 à 5 millimètres à son extrémité, présente une courbure semblable à celle d'une sonde de femme. Il l'introduit avec les précautions que nous avons déjà indiquées à propos d'autres instruments, entre l'œuf et la paroi antérieure de la matrice; portant alors en bas l'extrémité libre de la seringue, il fait glisser la canule sous l'arcade pubienne, jusqu'à ce qu'elle ait pénétré de 5 ou 6 centimètres dans l'utérus. Il commence alors l'injection qu'il pousse doucement et avec lenteur, ayant soin de relever la seringue, pour éviter que l'ouverture de la canule ne s'applique sur la paroi utérine, et de varier au besoin la direction de l'instrument, toutes les fois qu'il y a quelques obstacles à la sortie du liquide. La seringue est ensuite retirée peu à peu. Dix minutes après la femme peut se lever et marcher, et si, au bout de six heures, il n'y a pas de travail, on renouvelle l'injection. Par ce procédé plus actif que le précédent, mais qui oblige quelquefois, d'après l'aveu de l'auteur lui-même, à répéter l'injection, on opère non-seulement le décollement comme dans celui de Zuidhoek, mais encore on produit dans la matrice une extension légère, mais brusque, avec un liquide irritant dont l'application sur les parois utérines n'est pas étrangère sans doute au développement des contractions.

Le cas que cite l'auteur à l'appui de sa méthode fut des plus heureux, et l'accouchement eut lieu en vingt-quatre heures à peu près. Depuis, ce procédé a été employé souvent et il a donné d'assez prompts et

d'assez beaux résultats. Il paraîtrait pourtant qu'il ne
tient pas toutes les promesses de l'épigraphe de son
auteur : *Citò, tutò et jucundè;* car M. Faux, médecin
de l'hospice de Doullens (Somme), a publié une observation (*Revue médico-chirurgicale de Paris*, 1847)
où la femme a éprouvé, à la suite de l'injection, des
douleurs très-vives, des vomissements répétés et
abondants, un frisson très-prononcé ; le pouls était
faible et fréquent, et l'altération de la face était extrême ; mais ces symptômes n'ont été que de courte
durée, et sept ou huit heures ont amené la délivrance.

M. Potonnier, dans un cas où il a employé cette
méthode, a remplacé l'eau de goudron, qui contient
toujours une proportion assez considérable d'acide,
par 150 grammes d'eau dans lesquels il a fait dis-
soudre 25 gouttes de résinéone de goudron. Il y eut
très-peu de douleur, et la délivrance fut opérée
sept heures et demie après l'injection avec un double
succès pour la mère et pour l'enfant, le 27 mai 1847.
(*Gazette médic. de Paris*, 1851.)

Nous trouvons dans le *Bulletin général de thérapeutique* (1851) un autre cas d'accouchement prématuré
artificiel où ce procédé a été employée par M. Viguier.
Il n'y eut ni accidents, ni douleurs vives, et l'accouchement eut lieu très-heureusement au bout de
quarante-huit heures.

Voilà tous les procédés qui ont pour principe le
décollement des membranes. Occupons-nous main-

tenant de ceux qui ont pour but de dilater progressivement le col de l'utérus.

2° Moyens agissant par la dilatation progressive du col de l'utérus.

Avant d'en venir au procédé de Kluge dont nous devons surtout nous occuper ici, citons pour mémoire, dans cet ordre de moyens, deux instruments qui ont été proposés pour obtenir ce résultat. Le premier, de l'invention de M. Busch, a pour but, non-seulement de dilater le col, mais encore d'exciter le travail. Il est composé de trois branches articulées vers le tiers inférieur, long d'un pied et légèrement recourbé. On l'introduit dans le col de la même manière que les instruments à ponction. Bien que M. Busch ait publié plusieurs observations à l'appui de ce procédé, il n'est pas employé. Il en est de même du second instrument dont nous avons à parler, que M. Schnackenberg, son inventeur, a appelé *sphénosiphon*. C'est une canule cunéiforme qu'on introduit dans le col pour le dilater, en même temps qu'on s'en sert pour pousser des injections dans le vagin. Cet appareil d'un mécanisme compliqué paraît devoir réunir l'action des douches à celle des moyens dilatants. Mais hâtons-nous d'en venir à celle des méthodes de dilatation qui est presque exclusivement employée aujourd'hui.

La dilatation du col au moyen de l'éponge préparée est un procédé dont l'idée première appartient à von Siebold et que M. Kluge a assez perfectionné pour y attacher son nom. Dilater l'orifice utérin progressivement et sans violence, décoller les membranes, exciter la portion inférieure de la matrice, voilà le triple but qu'on se propose et qu'on obtient de la manière suivante : La femme ayant été soumise aux divers moyens préparatoires, saignée, bains, injections, etc., que nous avons énumérés plus haut, est placée comme pour l'introduction des instruments à ponction. On fixe le col par derrière avec deux doigts de la main gauche, comme le veut M. Stoltz, ou bien on introduit l'index dans le col lui-même. On prend alors un morceau conique d'éponge gommée, cirée ou ficelée, d'un longueur de 2 à 3 pouces et d'un diamètre de 2 à 3 lignes, enduit de cérat et de préférence de pommade de belladone, et portant à son extrémité la plus grosse un fil pour pouvoir le retirer quand on le jugera nécessaire. On le porte avec la main droite, en se servant du doigt, ou des doigts de la main gauche, comme conducteurs, jusqu'au col de la matrice, où on l'enfonce lentement de la moitié de sa longueur. Si l'orifice est peu ouvert, comme chez les primipares, on peut se servir, pour ce temps de l'opération, d'une pince ou d'une espèce de porte-crayon. Mende a même proposé pour faciliter l'introduction de l'éponge, un nouvel instrument qui n'est autre chose qu'un spéculum de matrice. Il dit s'en être servi avec avantage.

Quel que soit au reste le moyen qu'on ait employé pour arriver à ce résultat, une fois l'éponge introduite dans le col, on la maintiendra dans cette position pendant quelques minutes, puis on tamponnera le vagin avec une éponge grosse comme un œuf, afin de maintenir celle qui est dans le col. Enfin un bandage en T placé en dehors maintiendra le tout.

Sous l'influence de cet appareil, les douleurs s'établissent ordinairement en vingt-quatre 24 heures. Si ce résultat n'est pas obtenu au bout de ce temps, on substitue à la première éponge préparée une éponge plus grosse qu'on laisse jusqu'à ce que des contractions utérines franches et fortes obligent à la retirer. La femme peut, en attendant, se promener dans l'appartement. Il suffit de surveiller le travail pour agir suivant les circonstances. Car, dans beaucoup de cas, quoique la dilatation du col commence à être opérée, le travail marche avec assez de lenteur pour qu'on doive, dans le but de hâter sa marche, pratiquer la ponction des membranes.

Cette méthode qu'on a longtemps, mais à tort, suivant nous, considérée comme imitant le mieux la marche que suit la nature dans l'accouchement spontané, a été employée bien souvent avec succès, en France, par MM. Stoltz, Villeneuve, de Marseille, Paul Dubois, Chailly-Honoré, etc. Elle a de grands avantages sur la ponction des membranes dont elle n'a pas les inconvénients, mais elle agit avec moins de promptitude. L'excitation résultant du séjour de l'éponge et de son gonflement dans le col utérin, progressive à la fois et régulière, est entretenue en même temps par la pression qu'exerce le tampon maintenu dans le vagin, et il est rare que sous l'influence de cette double action (le tamponnement seul du vagin a paru, nous l'avons vu, suffisant à M. Schœller pour provoquer l'accouchement) les contractions n'acquièrent pas bientôt assez d'énergie. Mais le travail, dût-il même se développer avec lenteur, le fœtus n'en souffrirait en aucune façon, puisque l'œuf demeure intact ; de plus, grâce à la dilatation du col, il serait aisé de reconnaître une mauvaise position de l'enfant, et d'y remédier soit avec la main, soit avec les instruments que n'arrêteraient plus l'étroitesse du passage.

Malgré ces avantages, on a fait à ce procédé des reproches graves fondés sur son mode d'action. L'éponge préparée n'exerce pas, en effet, une action simplement dilatatrice, elle est encore excitante, et son influence arrive à la matrice par une action réflexe dont on peut difficilement calculer les effets. En contact seulement avec le col, elle doit y être longtemps maintenue, et en raison de ces deux circonstances, elle a le double désavantage d'exciter plus spécialement les nerfs qui président à la sensibilité de l'utérus, et d'opérer sur cet organe une stimulation prolongée. Sous ce rapport elle laisse donc à craindre, par suite de son emploi, le développement d'une véritable inflammation, crainte que MM. Lehmann et Rodenberg (*loc. cit.*) ont eu le malheur de voir se réaliser, le premier dans trois cas, et le second dans un cas. A la suite de l'introduction de l'éponge, il survenait un frisson semblable à celui de la fièvre intermittente, puis des douleurs passagères dans les lombes et le bas-ventre, du ténesme et de la dysurie ; enfin il se développait une métrite, parfois une métro-péritonite à laquelle la malade succombait.

M. Vaust (sur l'inefficacité et les inconvénients de l'emploi de l'éponge pour provoquer l'accouchement prématuré, *Journal de médecine de Bruxelles*, 1853) s'est, lui aussi, prononcé énergiquement contre ce moyen. Sur les cinq cas cités par lui, trois fois cette méthode a été insuffisante, et deux fois elle a donné lieu à des accidents. Dans le premier de ces deux derniers cas, le séjour prolongé de l'éponge avait déterminé la formation d'une fausse membrane qui venait fermer complétement l'ouverture du col ; dans le second, où M. Vaust avait été obligé d'en venir à la ponction, une hémorrhagie qu'il attribua à une érosion du col se déclara, et emporta la malade.

C'est à la suite de pareils insuccès, que MM. Lehmann et Rodenberg ont adopté de préférence à tous les autres, le procédé de Zuidhoek. La bougie portée dans le col de l'utérus et retirée presque aussitôt, comme nous l'avons dit en décrivant cette méthode, excite en effet bien plus faiblement les nerfs de la sensibilité qu'un cône d'éponge à demeure, et l'accouchement est alors provoqué par l'irritation mécanique des filets périphériques des nerfs de l'utérus, et non par une irritation sympathique qui a besoin de se communiquer du col au reste de l'organe. La chance d'une inflammation sérieuse est ainsi évitée, et l'opération est innocente pour la mère. D'après ces considérations qui paraissent assez justes, si l'on se souvient de ce que l'observation a appris aux chirurgiens de la différence d'effet entre une sonde laissée à demeure dans l'urètre, et une sonde qu'on se contente d'introduire par intervalles, on est naturellement amené à voir dans les dangers un peu exagérés peut-être, mais réels de l'action continue de l'éponge, et l'innocuité presque constante de l'introduction rapide d'une bougie pour opérer le décollement des membranes, une confirmation nouvelle de ce fait physiologique si important et si incontesté depuis les consciencieux travaux de M. Béniqué. (Réflexions et observations sur le traitement des rétrécissements de l'urètre.)

CHAPITRE II.

PARALLÈLE DES PROCÉDÉS EMPLOYÉS POUR DÉTERMINER
L'ACCOUCHEMENT PRÉMATURÉ ARTIFICIEL.

Après avoir successivement décrit avec détail les
procédés opératoires qui ont pour but de provoquer
l'accouchement avant terme, il nous reste, pour ac-
complir notre tâche, à indiquer celui qui nous paraît
le meilleur. Cette partie de notre travail n'est ni la
moins délicate ni la moins embarrassante, car les
documents qui pourraient nous éclairer à ce sujet,
sont en général, l'ouvrage des auteurs ou des partisans exclusifs d'une méthode qu'ils cherchent à faire
prévaloir, et l'appréciation des procédés rivaux est
plutôt, sous leur plume, un acte d'accusation qu'une
discussion calme et sincère. En sorte, que si l'on vou-
lait juger, d'après la plupart de ces auteurs, l'utilité
de l'accouchement prématuré artificiel, on serait
souvent en peine de faire concorder tous les insuccès
qu'ils attribuent aux méthodes qu'ils combattent, et
qui sont souvent le plus généralement employées, avec
les résultats statistiques si avantageux que nous avons
consignés dans la première partie de ce travail. Certainement on peut faire, et nous avons fait, comme eux,

des reproches aux diverses méthodes que nous avons passées en revue, mais, plus impartial qu'eux, nous avons montré que presque aucune d'elles n'en est exempte, et nous avons eu soin de nous garder de cette double exagération qui consiste à regarder, suivant la méthode mise en usage, l'accouchement prématuré artificiel, tantôt comme une opération simple et infaillible, tantôt comme une pratique peu sûre et pleine de périls.

C'est entre ces deux termes qu'est la vérité, et l'utilité de l'accouchement provoqué avant terme est telle qu'on ne doit pas reculer devant les difficultés qu'il peut présenter quelquefois. Comme les opérations chirurgicales les mieux indiquées, celle-ci peut avoir des dangers. Mais quelle est l'opération que l'on pratique avec certitude de la réussite ? quelle est l'opération devant laquelle on a le droit de reculer pour un revers ? plus le résultat qu'on se propose est grand, plus grand doit être le courage. Si on peut sauver souvent deux êtres à la fois, la grandeur du but n'est qu'une raison puissante d'être plus circonspect dans le choix des moyens qui permettent de l'atteindre. Nous allons immédiatement en discuter la valeur.

Parmi les procédés qui ont été employés jusqu'à ce jour, beaucoup, comme on a pu le voir, sont radicalement insuffisants, tels que les manipulations extérieures, l'électricité, le galvanisme ; nous devons donc les écarter définitivement comme moyens peu propres à provoquer l'accouchement, et n'en conserver quelques-uns qu'à titre de moyens préparatoires. Nous avons indiqué déjà ceux qui pourraient offrir de l'utilité sous ce rapport, et nous n'avons pas à y revenir.

Le tamponnement du vagin a une action si douteuse, ou au moins si lente, que nous devons aussi le proscrire. Nous proscrirons aussi, à d'autres titres, le seigle ergoté qui, même administré en lavements, exerce *une action intense, douloureuse et presque convulsive sur l'utérus* (cas d'accouchement prématuré provoqué par l'ergot de seigle. Observation de M. le professeur Alprandi de Turin. *Gazette des Hôpitaux*, 1845), et peut avoir ainsi une influence funeste sur la circulation fœtale, s'il n'y a pas de commencement de travail ; mais quand nous aurons pu constater des signes de contractions utérines, quelque faibles qu'ils soient, nous l'emploierons avec confiance, comme l'a fait M. Dubois dans une observation rapportée par M. le docteur Mely (*loc. cit.*), où, à la suite de l'administration de 2 grammes d'ergot de seigle, l'accouchement se termina heureusement pour la mère et pour l'enfant en 12 heures et demie. Dans les autres cas, nous attendrons d'avoir mis en jeu, par des méthodes plus sûres et moins dangereuses, la contractilité utérine, avant de recourir à cet adjuvant si précieux quand il s'agit de hâter le travail commencé.

Venons-en enfin aux méthodes qu'on peut considérer comme réellement efficaces. Ce sont :

1° La ponction simple et directe de l'œuf :

2° La ponction de l'œuf à sa partie supérieure par le procédé de M. Meissner modifié par M. Villeneuve, de Marseille ;

3° La dilatation progressive du col au moyen de l'éponge préparée par le procédé de M. Kluge ;

4° Le décollement des membranes soit par la méthode de Zuidhoek, soit par l'injection intra-utérine de M. Cohen, de Hambourg ;

5° Enfin les douches utérines dirigées sur le col utérin par le procédé de M. Kiwisch.

Entre toutes ces méthodes, quand il sera urgent de débarrasser promptement la matrice du produit de la conception, nous choisirons toujours, quelles que soient les objections qu'on ait faites contre elle, la ponction directe de l'œuf, méthode qui, par la rapidité de son action, l'emporte de beaucoup sur toutes les autres. C'est le procédé indiqué surtout dans les cas de métrorrhagie, et c'est celui qu'a employé M. Gendrin dans les deux faits que nous avons cités. Il a été suivi aussi, dans deux cas où l'état alarmant de la mère ne permettait aucun retard, par M. Villeneuve, de Marseille, dont nous avons reproduit l'observation, et par M. Rul-Ogez, d'Anvers, chez une femme éclamptique.

Dans les autres circonstances où l'accoucheur a plus de temps devant lui, et où il est préférable d'imiter la marche progressive du travail spontané, quelle méthode sera préférée par nous entre celles qui nous restent à examiner ?

S'il s'agissait d'un procédé opératoire ordinaire, où l'action chirurgicale, s'exerçant librement, n'attend de secours de la nature que pour remédier aux suites de l'opération, le procédé que nous choisirions, parmi ceux que nous avons énumérés, serait celui de M. Cohen, de Hambourg, qui l'emporte de beaucoup sur tous les autres à plus d'un point de vue. En effet, sous le rapport de la rapidité d'action, nul ne peut lui être comparé, puisqu'il agit en général entre 7 et 36 heures, tandis que l'éponge préparée ne donne de résultats que 24 heures, 3 jours et même plus après son application ; et que l'action du procédé de M. Zuidhoek et de M. Meissner se fait attendre, la première de 48 à 72 heures, la seconde de 24 heures à 48, d'après les auteurs eux-mêmes. Quant au mode d'action, s'il est vrai qu'on réussit d'autant mieux à provoquer l'accouchement qu'on imite plus parfaitement la marche de la nature, et cette proposition nous paraît incontestable, le procédé de M. Cohen est égal sur ce point au procédé de M. Zuidhoek et à celui de M. Meissner qui ne paraît, lui aussi, exciter les contractions utérines que par le décollement des membranes, et il l'emporte de beaucoup sur le procédé de M. Kluge, car l'éponge préparée est une méthode beaucoup moins rationnelle qu'on ne l'a dit. Est-il logique en effet, de dilater le col de la matrice, dans le but de mettre en jeu la contractilité utérine,

quand, sans entrer dans des vues théoriques discu-
tables sur le mécanisme de l'accouchement, cette
dilatation n'est, en définitive, aux yeux de tous les
praticiens, qu'un effet secondaire dont la cause se
rattache aux douleurs et aux contractions utérines.
Enfin, si nous le considérons au point de vue des
dangers de son application, il n'a guère plus d'inconvénients que le décollement simple de M. Zuidhoek, et nous ne savons que les douches utérines
avec lesquelles il ne peut, sous ce rapport, soutenir la
comparaison.

Mais l'accouchement prématuré artificiel ne peut
pas être comparé avec justesse à un procédé opératoire ordinaire. La nature a sa grande part dans
l'œuvre chirurgicale, et l'accoucheur, dans une dé-
pendance absolue, doit se borner, en pareil cas, à
solliciter ses efforts. Les circonstances au milieu des-
quelles il opère, l'état de préparation des parties,
l'époque plus ou moins avancée de la grossesse, l'état
de la femme, la susceptibilité plus ou moins grande
de l'organe utérin à entrer en contractions dépendant
souvent de dispositions individuelles, toutes ces conditions diverses, les unes faciles, les autres impossibles
presque à apprécier, exercent sur le résultat une
influence quelquefois décisive, et ce sont autant de
considérations puissantes qui commandent de n'agir
qu'avec une douceur extrême, et de servir habile-
ment la nature, au lieu de chercher à la maîtriser.

Or tous les procédés que nous avons énumérés,

si l'on en excepte les douches utérines, ont une activité manifeste, si difficile à modérer qu'elle est allée bien des fois trop loin et a causé des accidents graves. Je n'ai pas à revenir sur ce que j'ai dit des dangers de l'introduction et du séjour de l'éponge dans le col utérin, je ne rappellerai que pour mémoire les difficultés et les dangers du procédé de M. Meissner, si simplifiée que soit sa manœuvre par le perce-membranes de M. Villeneuve ; je n'insisterai pas davantage sur les dangers qui peuvent résulter de l'injection intra-utérine ; car ces inconvénients ont frappé avant nous les praticiens, et leur ont fait préférer une méthode qu'ils peuvent appliquer avec plus de facilité, et qui n'expose pas les femmes à de si grands risques.

La méthode qui remplit ce but est celle des douches utérines qui ne l'emporte pas moins sur toutes les autres par sa facilité d'exécution que par son innocuité parfaite. M. Kiwisch (*loc. cit.*) a cité, à la vérité, deux cas de mort à la suite de l'emploi de ce procédé, mais nous avons remarqué que c'était en temps d'épidémie puerpérale, et nous ne doutons pas que les autres méthodes n'eussent donné des résultats bien plus fâcheux, si on les eût mises en pratique dans les mêmes circonstances. Toutes les fois, du reste, qu'elles ont été employées depuis que cet accoucheur distingué a publié ces premiers résultats, elles n'ont été suivies d'aucun accident, et, dans les neuf cas plus récents que nous en avons cités, on en a obtenu un effet aussi satisfaisant que possible. Certainement, quand on emploie ce procédé, il est nécessaire, le plus souvent, de recourir à l'administration du seigle ergoté, et on est obligé quelquefois de rompre, ou de percer les membranes, pour hâter la lenteur du travail, mais les autres méthodes, même celle de M. Cohen, ne dispensent pas toujours de recourir à ces moyens, comme il est facile de s'en assurer en parcourant les observations qu'on en a publiées.

Si donc, nous avions à pratiquer l'accouchement prématuré artificiel, c'est à ce moyen que nous aurions recours, à moins que des circonstances particulières et dépendant de la femme n'y missent empêchement. Dans ce cas-là seulement nous emploierions les autres méthodes, allant de celles qui nous paraissent avoir le moins d'inconvénients à celles qui nous semblent en offrir davantage, du simple décollement de Zuidhoek, à l'injection intra-utérine de M. Cohen, de Hambourg, de celle-ci au procédé de M. Meissner modifié par M. Villeneuve, pour nous arrêter enfin à la dilatation du col par le procédé de Kluge. C'est dans le même ordre (avons-nous besoin de le dire?) que nous emploierions ces divers procédés, pour arriver à un résultat définitif, si, par hasard, nous ne parvenions pas à exciter les contractions de la matrice au moyen des douches utérines. Aucun procédé d'accouchement prématuré artificiel n'est infaillible, nous avions besoin de le répéter en terminant, mais nous avons indiqué nos préférences, et nous regardons les douches utérines comme destinées à remplacer avantageusement les diverses méthodes usitées jusqu'à ce jour pour provoquer l'accouchement. Et quelle autre pourrait leur disputer la prééminence ? Ne réunissent-elles pas ces trois qualités précieuses, la *simplicité*, l'*innocuité* et l'*efficacité*, trois titres qui, dans le choix d'un procédé opératoire, emportent les suffrages des véritables praticiens ?

CHAPITRE III.

Le traitement consécutif de l'accouchement prématuré artificiel ne différera guère, pour la femme, de celui qu'on suit dans un accouchement spontané à terme, mais il n'en sera pas de même pour l'enfant qu'on devra entourer des précautions hygiéniques les plus minutieuses. Le premier soin de l'accoucheur sera de faire maintenir autour de lui une chaleur assez élevée jusqu'à ce qu'il ait atteint l'époque qui correspondrait au neuvième mois de la vie intra-utérine : on sait en effet quel rôle important jouent les transitions brusques de la température sur la production du sclérème. On aura en même temps à s'occuper de l'alimentation du nouveau né, point d'une importance capitale et sur lequel il ne nous semble pas qu'on ait assez insisté jusqu'ici ; quelques auteurs ont recommandé à la vérité de ne pratiquer l'accouchement prématuré artificiel que lorsqu'on a à sa disposition une nourrice fraîchement accouchée ; mais cette précaution est tout à fait insuffisante, si la femme qu'on a choisie n'a pas une grande facilité à se traire, et si elle ne se prête pas avec complaisance à cette manœuvre ; car les enfants nés dans de pareilles conditions ont rarement la force de bien prendre le sein, et, la succion qu'ils opèrent n'étant dans la plupart des cas ni réelle ni efficace, on est bientôt obligé de recourir, pour qu'ils ne souffrent pas de la faim, à l'allaitement artificiel qui, le plus souvent funeste aux enfants délicats, est presque toujours mortel pour les enfants chétifs et faibles. Sous l'influence du lait de vache ou de chèvre mêlé dans des proportions variables soit avec l'eau sucrée, soit avec des décoctions d'orge, de guimauve, etc., les enfants nés avant terme éprouvent presque aussitôt de la constipation : les matières fécales très-consistantes répandent une odeur inaccoutumée, l'assimilation ne se fait que d'une manière très-incomplète, et il en résulte bientôt des accidents qui emportent le petit malade. C'est ainsi que la plupart des enfants meurent quinze ou vingt jours après l'opération qui avait dû les sauver, quelquefois parce que l'accoucheur ne s'est point assez préoccupé du régime spécial que leur faiblesse réclame, et le plus souvent parce que les conditions dans lesquelles il s'est trouvé ne lui ont pas permis de faire mieux ; les chirurgiens des hôpitaux, en particulier, sont ordinairement dans ce cas, et on peut voir une preuve à l'appui de notre assertion dans le fait que nous avons emprunté à la pratique de M. Bouchacourt. (*Voy.* page 59.)

Pour nous donc, le seul moyen d'assurer le succès définitif de l'accouchement prématuré artificiel, c'est que le nouveau né, s'il est faible, et c'est le cas le plus ordinaire, soit nourri avec du lait de femme donné à la cuillère ou au biberon, jusqu'à ce qu'il ait la force de bien prendre le sein. Le conseil que nous donnons et qu'il nous serait facile d'appuyer de faits tirés de notre pratique, est pour nous le résultat d'une conviction profonde, et nous ne saurions trop recommander à nos confrères de le prendre en grande considération; en dehors de cette condition, en effet, l'accouchement prématuré artificiel que nous préconisons ne diffère guère de l'avortement provoqué. Plus humain en apparence, puisqu'il permet d'amener l'enfant vivant au monde, il est pour le résultat final aussi barbare, si on ne s'entoure pas des précautions indispensables pour assurer la vie de l'être qu'on vient d'arracher à la mort.

CONCLUSIONS.

———

Arrivé au terme de cette longue étude où nous avons agité, et résolu autant qu'il était en nous, toutes les questions qui se rattachent à la pratique de l'accouchement prématuré artificiel, résumons en quelques propositions les principes qui nous paraissent devoir guider l'homme de l'art sur ce point important.

I

L'accouchement prématuré artificiel est un véritable bienfait pour l'humanité, puisqu'il permet dans beaucoup de cas de sauver la mère et l'enfant qui seraient exposés à périr l'un ou l'autre, et quelquefois tous les deux, si l'on n'avait pas recours à cette précieuse opération.

II

Indiqué d'une manière précise dans l'angustie pelvienne toutes les fois que le diamètre sacro-pubien a 7 centimètres (2 pouces 6 lignes) au moins, et n'a pas plus de 85 millimètres (3 pouces 1 ligne) au plus, l'accouchement prématuré artificiel est, en outre, une ressource extrême offerte aux praticiens dans des cas de maladie grave où la vie de la mère, ou du fœtus, est compromise.

III

Entrepris dans l'intérêt de la mère et de l'enfant à la fois, la condition *sine quâ non* de la pratique de l'accouchement prématuré artificiel, c'est que le fœtus soit viable, et qu'on ait la conscience de ne porter un préjudice grave ni à la mère ni à l'enfant, en procédant à l'opération.

IV

D'après cette première règle de l'art qui est de ne pas nuire, toutes les fois qu'on n'aura pas affaire à un de ces états alarmants qui réclament une action prompte et décisive, ce sera aux douches utérines qu'on devra recourir pour le déterminer, parce que cette méthode l'emporte sur toutes les autres par son innocuité.

V

Dans tous les cas où il sera permis d'attendre, on devra reculer l'époque de l'opération, autant qu'il sera possible, pour augmenter les chances de salut de l'enfant, et quand on l'aura amené vivant, on l'entourera des précautions hygiéniques les plus minutieuses, si l'on ne veut pas perdre tout le fruit de la provocation de l'accouchement.

VI

Enfin, on se souviendra toujours que cette opération n'est guère plus exempte que les autres de difficultés et de dangers, et on ne se décidera à la pratiquer qu'avec une extrême prudence ; mais quand on se sera appuyé de l'aide et des conseils d'un ou de plusieurs confrères, et qu'elle aura été reconnue nécessaire, on n'hésitera pas à la pratiquer, car elle est conforme aux principes de l'art, à l'esprit de la loi, aux règles de la morale, d'après ce principe que nous avons inscrit en tête de notre travail :

Occidit quisquis servare potest nec servat.

FIN.

TABLE DES MATIÈRES.

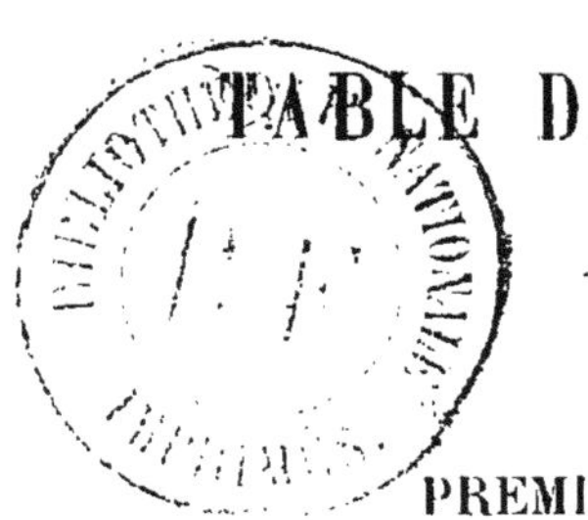

PREMIÈRE PARTIE.

DEUXIÈME PARTIE.

TROISIÈME PARTIE.

FIN DE LA TABLE DES MATIÈRES.

CORBEIL, typ. et stéréot. de CRÉTE.